La Pandemia del Miedo

Hebert Gutiérrez Morales

Índice

Introducción

"¿Vale la pena publicarlo?" me decía cada vez que reflexionaba lo que iba a significar este libro. Y no, no me refiero a los ensayos, los cuales fui redactando conforme avanzaba toda la situación con el COVID-19. En realidad me refiero a la potencial reacción a un texto como estos.

Vamos a ser honestos, es difícil ir contra una creencia generalizada, cuando la gran mayoría del mundo cree con certeza que sus vidas corrían un gran peligro, a pesar de ser el mismo nivel de riesgo que otras enfermedades respiratorias, o mucho menos que otras causas de muerte a los que la mayoría no presta atención, por eso continúan con sus hábitos dañinos para la salud.

Yo mismo caí en esa creencia ya que, aunque empecé con una postura mesurada y objetiva, con el avance del contagio, y los días en cuarentena, empezaba a expresarme igual que el resto, incluso criticando a gente que aún tenía algo de sentido común sobre la situación, hasta que un día reaccioné.

Aclaro, NO estoy negando la existencia del Covid-19, porque eso sería muy estúpido, ya que claramente existe (y seguirá existiendo), así como sus víctimas son reales. Lo que sí fue artificialmente inflado fue la reacción exagerada al respecto misma que, me atrevo a afirmar, mató tantas o más personas que la propia enfermedad.

Porque entiendo que se intentaba "aplanar la curva" para que los hospitales no se llenaran de gente y murieran otras personas de otros motivos. Sin embargo, mi problema fue la forma en que se manejó la enfermedad y su exagerada difusión (que desencadenó una paranoia), lo cual la volvió más letal que si se hubiera hecho de manera más sensata y responsable, sobre todo por los medios y gobiernos.

Pero tratar de explicar esto a alguien que vivió el auténtico terror por enfermarse o, peor aún, que tuvo un ser querido que murió por dicha enfermedad, es una tarea imposible. Es como decirle a alguien que temía irse al infierno, por lo cual rezó mucho, dio su diezmo, no se perdió misa y siguió cada mandamiento para que le digan "¿Qué crees? Satanás no existe", pues obviamente se va a sentir ofendido y furioso, porque a nadie nos gusta que nos vean la cara de estúpidos, así que es más fácil cazarnos con nuestro miedo hasta el final y defender su existencia por el bien de nuestro honor y dignidad.

Así que, ¿cómo demonios me atrevo a decirle a alguien que se puso mascarillas todos los días (hasta que le dolieran las orejas), que limpió enfermizamente cada superficie, que se bañaba en gel antibacterial, que daba las gracias con lágrimas cuando la vacunaron y demás acciones, que todo eso fue un "poco" exagerado para una gripe? Una gripe fuerte, eso no se niega, pero una gripe a fin de cuentas.

No, no pretendo que esa gente cambie sus creencias, miedos y sentimientos respecto a esta enfermedad y me diga "¿Sabes algo Hebert? ¡Tienes razón! Estaba exagerando, ¡Qué bueno que me abriste los ojos!". Pues no, estaría pendejo si esperara que alguien me respondiera de dicha manera.

También habrá quien diga, "¿Y qué tal si el equivocado eres tú Hebert? ¿Qué tal si eres de esos Covidiotas que niegan la existencia del COVID-19, que dicen que las vacunas son para controlar a la población, que te sacan el líquido de las rodillas y los termómetros dentro de los establecimientos es para borrar tu memoria?"

De entrada, tampoco creí ninguna de esas estupideces porque, como ya escribí líneas arriba, el Covid sí existe y sus muertes son reales. Mi problema no es la existencia del COVID, mi problema es la reacción desproporcionada, la cual resultó más letal que la enfermedad misma.

¿Qué pretendo con este libro? Pues que alguien, probablemente a mediano plazo, pueda leer esto y se dé una idea de lo que en realidad pasó o, por lo menos, que tenga una versión diferente contra la cual comparar los hechos.

Entiendo que toda opinión es una proyección de las creencias y entorno de cada persona, y también sé que suelo tener ideas extrañas en ocasiones. Así que es factible que estuviera imbécil y no quisiera ver tan "terrible" enfermedad que puso en riesgo la existencia de la humanidad misma, y sé que suena exagerada dicha afirmación, pero si recuerdan lo que se veía, leí u oía en los medios, en la calle y las pláticas alrededor, pareciera que ésta era la extinción humana, y eso fue una auténtica estupidez, así como lo fue toda esta situación.

Sé que esta lectura no es para todos, habrá gente que al ver el título o, simplemente, con esta introducción, lo descartará y dirá "¿Quién se cree que es este imbécil?" pero, quiero creer, este libro llegará a las personas indicadas, no digo que muchas, de hecho serán pocas, muy pocas creo yo, pero con que lo lean ellas, me sentiré feliz del tiempo invertido en esta obra.

Hebert Gutiérrez Morales.

Preocupaciones por el Corona Virus

Me preocupa el Corona Virus, pero no en la misma manera que a la mayoría de la población.

No niego el problema que significa una enfermedad que te puede matar si no es bien tratada, pero no es la única, de hecho la influenza mató diez veces más gente el invierno pasado que lo que lleva el Corona Virus, pero no vende reportar unas muertes "normales", así que es mejor darle cobertura extraordinaria a la enfermedad de moda.

Cada día mueren más niños de hambre, gente asesinada e incluso en accidentes automovilísticos que por el Corona Virus, pero éste es el tema "caliente", lo que vende, lo que atrae clicks, así que se le está dando una difusión desmedida.

De todas formas estoy al tanto de dos países en particular: el mío (que en verdad no está grave el asunto con sólo siete casos sin ningún deceso) y Japón.

¿Por qué Japón? Porque tengo viaje programado ahí para finales de Abril. Mi preocupación viene porque todo el mes de marzo se han suspendido clases y eventos masivos, además de que están cerradas gran parte de las atracciones turísticas, esto para evitar las muchedumbres.

Obviamente cuando vaya a Japón me voy a proteger, pero no me preocupa tanto el Virus como el hecho de ir y que esté todo cerrado porque entonces, ¿qué caso tendría ir?

Pero confío en los nipones, mismos que están haciendo todo lo necesario para tener controlado el virus antes de que empiecen los juegos olímpicos. Además sé que son muy prolijos de manera cotidiana, así que ahora lo deben ser más con este virus.

El caso es que todavía faltan siete semanas para que me vaya y seguiré monitoreando la situación en Japón. Mientras JAL/Aeroméxico no cancelen mi vuelo, todo seguirá en pie.

En caso de que me lo cancelen, tengo un Plan B para moverlo a Septiembre, pero eso no me haría feliz, porque yo TENGO que ir a Japón en Abril y Mayo ¿la razón? No la puedo explicar propiamente, sólo sé que todo mi ser anhela ir en dichas fechas "porque así debe ser".

Y así va a ser ;-)

(Comentario del Futuro: "¡Ternurita!")

8 de Marzo del 2020

Observaciones sobre el Corona Virus

Ha sido un tema tan universal que, por más que me resistí, no pude evitar escribir al respecto. Pareciera que hasta que publique este ensayo mi bloqueo creativo va a terminar y podré fluir con otros temas.

A menos que usted haya vivido en una cueva los últimos tres meses, es obvio que sabe del Corona Virus o COVID-19 que es el nombre correcto.

Este escrito, como casi todos en este blog, es de carácter catártico, sobre cosas que veo, siento y reflexiono sobre el tema. No lo voy a llenar con datos o hechos científicos (aunque sí voy a mencionar uno que otro por ahí), simplemente son mis opiniones y sentimientos respecto al tema.

Energía baja y poca inspiración

Debido a esta pandemia, el ritmo en el trabajo ha caído cañón, todo por las medidas de seguridad en la empresa, las cuales incluyen cero reuniones, mantener distancia con los demás, y muchas medidas sanitarias.

Eso ha dado motivo para corroborar lo que muchos sabíamos: que la gran mayoría de juntas se pueden sustituir con una llamada o un mail, lo cual es una maravilla. Pero ni me hago ilusiones, porque cuando todo esto pase, todo volverá a la normalidad, incluidas un montón de juntas inútiles.

Creo que entre el ritmo lento y la preocupación de la enfermedad, la energía en el trabajo está baja, casi deprimida. Esto, a pesar de ser alguien tan solitario, creo que también me ha pasado factura. Y es que me digo "¡Ya acabé mi trabajo! Voy a escribir un poco" pero, aunque tengo muchas ideas, en realidad no fluye la inspiración.

Y me doy cuenta que esta situación también me preocupa, tal vez no como al resto, pero también me afecta con potenciales problemas, en especial incertidumbre de temas que explicaré más adelante.

Vamos a seguir trabajando en la oficina toda esta semana para posteriormente, hacer cuarentena un par de semanas haciendo Home Office. Lo cual no me preocupa mucho, porque de por sí paso mucho tiempo en casa solo, así que no debería afectarme la falta de contacto humano o, por lo menos, eso creo.

Contacto humano

"¿No extrañas los abrazos?" es lo que me han dicho un par de compañeras en la oficina. Obviamente les respondo que no pero, aprendiendo a interpretar el lenguaje femenino, es la manera en que ellas me dicen que anhelan el contacto físico.

Eso pasa cuando vives en una sociedad tan kinestésica, metiche y cálida como lo es la mexicana, en donde tienes mucho contacto con todo el mundo (y a pesar de ello cojo poco ¬_¬). El punto es, la restricción física está contribuyendo a la falta de bienestar en la oficina.

Y tal vez, sólo tal vez, también me haga falta aunque, ciertamente, menos que al mexicano promedio. Pero en realidad tengo una preocupación más grande que mi propio contacto físico: el de mi mamá.

Doña Marina ya tiene 68 años, o sea que está plenamente en la tercera edad, uno de los grupos de riesgo a los que más pega esta pandemia. El problema es que mi madre, como buena jarocha es MUY cariñosa (usualmente demasiado ¬_¬).

Eso quiere decir que ella abraza y besa a todos los que se dejen, por lo que le cuesta mucho trabajo contenerse (es más, ni siquiera creo que lo intente). Por más que le digo cada semana que se cuide y evite el contacto físico, sé que le vale madres y seguirá con su ritmo cariñoso de llenar de amor a todo el que pueda. Lo cual me recuerda que lo pinche necio lo saqué del lado materno ¬_¬.

Además de su edad, me preocupa que, como buena mamá mexicana, constantemente está enferma, y todo el tiempo se anda tomando madre y media para curarse. Ciertamente sé que algunos de sus achaques son psicosomáticos, pero muchos otros son reales, propios de su edad.

Pero no puedo hacer mucho por ella, sólo seguir insistiendo que se cuide y que le dé un ataque de sentido común. Por desgracia no vivo con ella, así que no puedo andar de niñero a distancia. Por lo que sólo me queda esperar que el deseo de conocer a algún nieto (de parte de mi hermano, obvio) le dé fuerzas para seguir viviendo (y con lo necia que es, seguramente lo va a lograr).

Hablando de contacto, pasemos a dos países que la están sufriendo bien cañón.

Empatía hacia españoles e italianos

Dentro de toda la información que recibo de Twitter, tengo muy presente el impacto del virus en lugares como Irán, Italia y España. Honestamente, lo de Irán me es intramuscular y, hace unos años, también lo habrían sido las otras dos naciones.

Sin embargo, tras haberlas visitado, ahora mi sentimiento es distinto hacía la situación que están viviendo los italianos y los españoles; de hecho hasta siento tristeza por lo que están pasando. Y, probablemente, debería sentir preocupación por mi propio país.

Italia y España, como solemos ser los latinos, son países con sangre caliente, por lo que el virus se propagó rápido, ya que son culturas muy cálidas, con fuertes valores familiares y, como consecuencia natural, de mucho contacto y cercanía. Por ello, ambas naciones están teniendo un buen de casos, lo cual ha llevado a recluir a la gente y a detener la actividad económica.

Conocer todo eso de primera mano es una ventaja en esta era, en que estamos tan interconectados, porque las noticias corren muy rápido. El problema es que también es una gran desventaja.

La paranoia

"El pánico es más contagioso que la peste y se comunica en un instante" – Nikolái Gógol

¿Cuál es la diferencia entre esta pandemia y las del pasado? Que nos enteramos de cada noticia nueva al respecto en cuestión de segundos, y nos ponemos paranoicos, sin importar que esté cerca de nosotros o no.

Aunque está bien que tengamos información tan a la mano, la verdad es que la gran mayoría de la humanidad muestra un nivel de infradesarrollo bastante profundo, por lo cual es notorio cómo entran en pánico sin analizar antes los hechos.

Es obvio que hay un problema: un virus para el cual aún no hay cura y que está matando gente. Hasta ahí todo claro. Sin embargo no se ponen a analizar el problema. Es cierto, es un virus y lleva más de 4000 muertes a nivel mundial.

¿Saben cuántos decesos por influenza se registraron sólo en México en el año 2019? 18000 ¿Y en Estados Unidos? 37000. A nivel mundial mueren unas 400000 personas al año por Influenza y díganme, ¿Alguien está perdiendo la cordura? ¿Cuánta gente ven preocupados por la Influenza?

Y ni siquiera es la principal causa de muerte a nivel mundial, porque una gran cantidad fallece por paros cardiacos, diabetes, enfermedades pulmonares, cáncer y demás. Y esos sólo son temas de salud, porque también hay una buena cantidad de bajas por accidentes, guerras, hambre y demás factores sociales que podrían ser evitados pero simplemente a casi nadie le importa.

¿Alguien la está haciendo de jamón por todo ello? Obviamente no. Entonces, ¿por qué una enfermedad con tan baja tasa de mortalidad (ni el 1%) atrae tanta atención? Por un lado la falta de cura es un factor, por lo cual el miedo crece. Pero el Sida, el cáncer y la diabetes no tienen cura, tienen una taza mayor de mortandad y nadie la hace de pedo, ¿verdad?

Obviamente el hecho de ser fácilmente contagiosa es un factor para la paranoia, y aun así tienes el 80% de probabilidades de que no se te genere ningún síntoma y sólo un 1% de probabilidades de fallecer, y ahí radica la preocupación mundial: Técnicamente cualquiera puede morir, lo cual es posible aunque poco probable. Pero esa posibilidad es la que pone los nervios de punta a la clase privilegiada porque, sin importar su dinero, podrían fenecer, y eso no les gusta.

Además no ayuda a esa paranoia que los medios de comunicación están haciendo su agosto con esta pandemia, por todos lados aparecen artículos cuyo tema es el Corona Virus, y como la gente está preocupada, les da click a todos. Si no se le diera tanta difusión a la enfermedad, ¿sería la misma reacción a nivel global?

El problema es que la gente es muy manipulable, y sus decisiones son dictadas por la información que consumen, sin importar que sean inteligentes o no. Y menciono esto por la escasez de papel sanitario, que la gente, inexplicablemente, alrededor del mundo se ha puesto a consumir como si el COVID-19 fuese una enfermedad gastrointestinal en lugar de una respiratoria.

Pero pregúntale a la gente por qué se lleva tanto papel sanitario y casi ninguno te podrá responder con exactitud, o te dirán "Antes de que los demás se lo acaben". Y es que casi todos han visto que alrededor del mundo se acaba dicho papel de las tiendas y, en automático, se ponen a consumirlo sin saber por qué lo hacen (*Nota del futuro: en los comentarios de cierre de este libro menciono la razón de esto*).

En resumen, sí es un virus relativamente peligroso, pero todos los días vivimos con riesgos similares o peores, pero nadie la hace de jamón, es cuando llega esta paranoia provocada por el exceso de información (y desinformación) de los medios.

¿Está mal que se tomen las medidas necesarias? No lo creo, porque al final es por preservar el bien de la humanidad. Y justamente una de esas medidas ya me afectó en otra parte de mi rutina.

Tristeza y alivio en Clase de japonés

Como comenté en otra oportunidad, ya quería que se terminara mi curso de japonés, porque de alguna manera estaba harto de un ambiente al cual ya no pertenecía, además de que tenía otras actividades que atender en horario de clase. Aun así me mentalicé para disfrutar las últimas clases.

Durante la semana avisaron que el curso se suspendía por mes y medio. Inicialmente me dio mucha felicidad y de inmediato me puse a hacer planes con mis sábados, haciendo citas con la dentista, la quiropráctica y el plomero, para atender pendientes que tenía desde hace tiempo.

Aunque mi primer sábado libre hice muchas cosas, no pude evitar sentirme un poco triste. Y es que el humano es un animal de costumbres, por lo que sí extrañé un poquito a esa bola de nerds. Más que extrañarlos, en realidad me incomodó no poder despedirme de ellos, y vamos, no creo que mi presencia o ausencia les duela mucho cuando se reanuden las clases, pero me gusta cerrar los ciclos de manera correcta, así que me hubiera gustado decirles adiós.

Y es que, cuando se reanuden las clases, en teoría, voy a estar en Japón, así que ya no tendría necesidad de regresar a la escuela. Sin embargo, ése es el tema principal que me ha preocupado en estos días.

Mi Viaje a Japón

Tal vez en otra época o en otras fechas no me hubiera interesado tanto el tema del COVID-19, como de hecho no me importaba mucho en los meses de Enero y Febrero. Sin embargo, ya estamos a finales de Marzo y el tema sigue vigente, lo cual empieza a crear una preocupación en mí.

Y es que a finales de Abril tengo programado mi vuelo para Tokio y, viendo el panorama mundial con los vuelos, cierre de instalaciones, aislamiento y demás, es natural que me preocupe.

Por fortuna Japón, cerró escuelas, sitios turísticos y eventos masivos, así como mando a trabajar a su gente en Home Office desde el inicio de Marzo, todo esto porque el pueblo japonés es muy sensato pero, sobre todo, para cuidar sus Juegos Olímpicos mismos que, en caso de no hacerse, significarían un duro golpe a la economía nipona que, por primera vez en muchos años, está por entrar en recesión.

Mi esperanza son los Juegos Olímpicos, así que la sociedad nipona se debe esforzar para tener todo limpio y en tiempo para que se realice dicho evento. Es por ello que estoy constantemente checando noticias al respecto y, al parecer, en Japón va todo bien porque reaccionaron a tiempo, por lo cual el panorama se ve tranquilo.

A inicios de Abril las actividades deben regresar a la normalidad, y entonces me podré dar una idea de qué tan factible es mi viaje o no. De todas formas he estado en comunicación con los de la aerolínea, los del tren, los de los hoteles y hasta con Paco (mi anfitrión en Japón) para monitorear la situación.

Este fin de semana el COI anunció que se dará cuatro semanas para analizar si desplazan los juegos o se hacen en las fechas previstas, lo cual me preocupó porque ése suele ser el paso previo para anunciar que los van a posponer.

Eso será un indicativo para saber si podré o no ir. De cualquier manera ya tengo en mente un plan B por si no se puede hacer mi viaje en las fechas programadas, pero espero que no sea necesario implementarlo.

Ahora, por desgracia, creo que el riesgo no va a estar en Japón, sino en mi propio país, ya que hace semanas llegó el virus y estamos a la espera de los resultados de la arriesgada apuesta que está haciendo nuestro gobierno.

El indolente Gobierno de México

¿Qué tan pendejo debe estar nuestro gobierno, liderado por el imbécil de AMLO, para que llegue el punto en que le envidio a Estados Unidos su presidente pendejo, a.k.a Donald Trump?

Ante la nula acción del gobierno federal, Estados Unidos le dio un buen jalón de orejas (otro más) a México y, en pos de cuidar sus intereses, le indicaron ya no recibir vuelos de Europa, así como cerrar las fronteras entre ambos países, exceptuando temas comerciales y otros de comprobable urgencia.

Ahora, con esas dos acciones Estados Unidos ya controló los temas que le pegan, así que para el resto aún no interviene en las decisiones de nuestro gobierno que, al paso que vamos, no va a tardar en inmiscuirse.

Y mientras nuestro presidente sigue diciendo pendejadas como que es inmune al virus (ojalá le dé y se muera el pinche viejo inútil) o que lo protegen estampitas religiosas, la realidad es que no hay dinero para comprar pruebas y mucho menos para equipar a nuestro sector salud de lo necesario.

¿Y por qué no hay dinero? Porque el imbécil, en su dizque lucha contra la corrupción, ha desmantelado el aparato institucional que recibió (que tenía muchas falencias pero, bien que mal, funcionaba) y le dedicó ese presupuesto a sus proyectos pedorros (Dos Bocas, Tren Maya y Aeropuerto de Santa Lucía) y, sobretodo, a la resurrección de Pemex, empresa que (inteligentemente) gobiernos anteriores se habían dedicado a quitarle protagonismo, entendiendo que los hidrocarburos ya no son tan importantes como lo eran el siglo pasado.

Pero el Peje se empecinó con el petróleo, así que todos sus gatos de Morena hicieron el presupuesto anual con la base de un dólar a 19 pesos y un barril de crudo mexicano a 35 USD. Al venir la guerra petrolera entre Arabia Saudita y Rusia, el precio de nuestra mezcla se desplomó y, de paso, también jodió el tipo de cambio frente al dólar, la bolsa mexicana y demás.

Si aunamos el efecto económico que tiene el Corona Virus al parar muchas empresas, pues el panorama pinta peor para México. Así que AMLO ha privilegiado la (madreada) economía en lugar de la salud; y es que de cualquier manera no puede atender a todos los enfermos potenciales, así que prefiere dejar correr la economía.

Y aquí está usando una estrategia distinta a los medios de comunicación mundiales: ocultar información, tapar el número real de enfermos, e incluso de muertos. ¿Esto para qué? Para que sus chairos lo soporten y le den la razón.

Así que, si la libramos, todavía va a tener el cinismo de decir "¿Lo ven? Yo sabía que íbamos a salir bien", pero su apuesta es muy arriesgada, ya que está jugando con la salud de muchos mexicanos, mismos que tenemos un alto índice de obesidad y diabetes, lo cual quiere decir que nuestro sistema inmune no es el mejor de todos.

Pero igual y le sale la jugada al vejete, porque ya hace un buen calor por acá, que ya se comprobó que no mata al Virus, pero sí es más difícil que "pegue" a diferencia del clima frío. Otro factor que juega a su favor es que los mexicanos somos como cucarachas y lo mejor que hacemos es sobrevivir.

Ahora, ¿es ésa la postura de un estadista? ¿Poner en riesgo a tu población para evitar un riesgo económico? Entiendo el punto de mantener corriendo la economía para privilegiar a los que van al día, ¿pero a costa de un riesgo de salud? Se supone que debe ver por el bienestar del país.

Y quiero aclarar que no lo culpo por la caída del precio del petróleo, ni por el Corona Virus, entiendo incluso que se preocupe por mantener la economía en movimiento, ya que muchos comerciantes y empresas pequeñas no pueden darse el lujo de parar porque cierran.

Pero sí lo culpo a AMLO por las condiciones precarias que tenemos en la economía, por cancelar el NAICM para privilegiar sus proyectos piteros y antiecológicos, por desmantelar un sistema de salud que de por sí estaba en alfileres, por invertir en el baseball, por priorizar el petróleo, por no incentivar la producción o el turismo. Lo culpo por cada decisión pendeja que ha tomado en este año y medio que nos ha llevado al caño.

Porque de todas formas nos iba a pegar la crisis del petróleo o el Corona Virus con Anaya o Meade, pero seguramente hubiésemos estado mejor preparados, con una economía más robusta y con decisiones más responsables respecto al bienestar de un pueblo.

Ciertamente distintos sectores del sector civil y empresarial están tomando acciones pero ¿de qué sirve que algunos estados, empresas y las escuelas se vayan de cuarentena si el resto de la población sigue trabajando normal? Cuando regresen los de cuarentena al ritmo normal, se van a topar con los que no hicieron el paro y habrá servido para nada dicho aislamiento parcial.

Pero desgraciadamente, esto es un reflejo de lo que es México, en donde siempre pesan más las decisiones egoístas que el trabajo en equipo. Eso que nos hace fuertes de manera individual, al mismo tiempo, es lo que nos da en la madre de manera grupal.

Personalmente sé que (también) vamos a sobrevivir a esta situación, pero el daño que AMLO le está haciendo a este país es mayor del que jamás pudimos prever. Recalco, ojalá se muera de Corona Virus, lo cual sería un final poéticamente justo.

La plaga humana

Y para cerrar, una noticia buena que de sobra era conocida. Y es que con el confinamiento de mucha gente alrededor del mundo, es que la naturaleza ha aprovechado el paro de la actividad humana para limpiar un poco su nociva mancha.

Eso se puede ver en los canales de Venecia, mismos que están claros y limpios como no sé desde hace cuántas décadas no se veían así. Cuando fui hace unos tres años el agua estaba sucia y densa, el ver las fotos con el agua cristalina en verdad fue algo muy bonito.

Hay quien dice que también fue en Venecia, pero otros dicen que fue en otra parte de Italia, pero es un espectáculo muy padre ver a los delfines disfrutar de un mar sin tantas embarcaciones y hasta acercándose a saludar a la gente en la orilla del muelle.

De igual forma en China, en donde la contaminación se ha disipado al parar sus actividades industriales, ahora se puede ver un cielo azul como en mucho tiempo no se veía. Lo cual nos demuestra que el planeta sólo está esperando que desaparezcamos de su faz para regenerar todo.

No digo que hagamos consciencia porque la inagotable codicia humana nunca va a permitir que nos hagamos conscientes y cuidemos de este mundo. Así que será necesario que terminemos de autodestruirnos para que este hermoso planeta borré nuestra mancha de su faz y vuelva a ser el lugar glorioso que alguna vez heredamos y no supimos aprovechar o, mejor dicho, que explotamos de manera vil y deshonesta.

No creo que el Corona Virus vaya a ser nuestra perdición como humanidad, pero nos ha demostrado lo débiles y frágiles que somos ante la naturaleza y llegará el día en que ésta logre terminar por completo con nosotros.

22 de Marzo del 2020

Estragos locales por el Corona Virus (Parte 1)

Antes de empezar, quiero recalcar que soy muy afortunado, porque sé que hay mucha gente que la está pasando mal, que está enferma, agonizante, los mandaron a casa sin sueldo y muchas deudas que pagar, que se preocupan por su familia, que están cuidando enfermos, que no tienen servicios de salud y, los menos afectados, que se están aburriendo en casa.

Menciono todo esto porque soy consciente que muchos la están pasando muy mal en esta pandemia y que mis "problemas" en realidad son irrelevantes ante esas situaciones. Sin embargo, aún en mi burbuja, también me ha afectado el Corona Virus, ciertamente no a niveles graves, pero de que me ha fastidiado, de eso no hay dudas.

Y es que, en mayor o en menor medida, el Corona Virus ha venido a afectar la vida de casi todos los habitantes de este planeta, esto sin la necesidad de estar enfermos. Empecemos por los temas menos importantes para después pasar a los más graves.

Impacto en Redes sociales

Desde que empezó todo este asunto Twitter ha experimentado un exceso de publicaciones, artículos, vídeos, parodias y los respectivos memes sobre el tema de moda. La gente se nota preocupada por un lado y, por el otro, se intenta divertir con esta situación, y es que a los latinos nos encanta reírnos de las desgracias (tanto propias como ajenas).

Por otro lado, las personas se quejan porque se aburren, lo cual ha de ser cierto por el exceso de publicaciones, por lo cual han surgido una cantidad enorme de actividades para que se entretengan en casa como atascar imágenes con referencias de muchas películas (y que las identifiques), adivinar personajes con base a columnas de colores, cuestionarios y demás.

Personalmente no lo paso tan mal confinado, porque estoy acostumbrado a ello, además de que tengo mucho que leer, escribir y películas que ver. Pero sé que el latino es muy sociable, por eso mucha gente debe pasarlo mal al no saber qué hacer con tanto tiempo en casa.

Así que como ése no es mi caso, pasemos a un tema que sí me preocupa.

Posponer viaje a Japón

Por desgracia, mi máxima preocupación en el escrito pasado se dio: tengo que posponer el viaje a Japón. Y hablo en presente porque aún no he podido cambiarlo, ya que los teléfonos de aerolíneas y hoteles están a tope, y nadie me ha podido atender, lo cual, además de ser una monserga, no disminuye mi preocupación, ya que debo cambiarlos a la brevedad.

Honestamente ya lo veía venir sólo que, ilusamente, quería creer que podía ser diferente. Y no me preocupa Japón, los cuales ya están regresando a su ritmo normal (laboral y escolar) a partir de este mes; en realidad me preocupa mi país, en donde las medidas han sido, en el mejor de los casos, tibias (de ello hablaré en el siguiente escrito).

Al posponer los Juegos Olímpicos, el gobierno ya no tuvo más trabas para ser más estrictos con los controles de entrada. Y es que a todos los que llegan de vuelos provenientes de zonas críticas (Europa, China, Estados Unidos y, próximamente, México) los confinan a 14 días de cuarentena.

Así que no iba a ir tan lejos y pagar tanto dinero para que me enclaustraran todo el tiempo de vacaciones que tengo destinado para dicho viaje. Así que ahora lo estoy pasando para Septiembre con la esperanza que ya todo esté bien para entonces.

Ya una vez que reagende todo, ahora me preocuparé por el viaje a Canadá, que será en Julio pero, espero honestamente, ya estará mejor el panorama. Esta modificación también me acarrea otro cambio de planes subsecuente.

Alargar clases de japonés.

Como comenté en el escrito anterior sobre el Corona Virus, mis clases de japonés fueron suspendidas hasta inicios de Mayo, lo

cual me puso un poco triste pero, al mismo tiempo, me sentí
liberado.

El sentimiento de libertad me duró poco porque, si el viaje a
Japón lo voy a posponer hasta Septiembre, de igual forma tengo que
alargar mi estancia en clase hasta dichas fechas.

Y es que no voy a echar a la basura dos cuatrimestres
recordando dicho idioma para olvidarlo con otros cuatro meses
alejado del mismo. Así que, aunque no me encante la idea, es mejor
mantener el ritmo. Lo que sí es que debo reajustar mi actitud ante la
clase, para no acabar odiándolos porque, al final, ellos ni la deben ni
la temen.

Ahora, en realidad, la clase de japonés no es mi prioridad
hasta inicios de Mayo, porque hay temas más importantes que no
sólo me afectan a mí, sino a todo la empresa en donde laboro.

Consecuencias laborales

Cuando nuestro jefe nos reunió, al ver su cara de
preocupación, sabíamos que los rumores eran verdad.

Esta semana trabajamos tres días en Home Office y, después
empiezan las vacaciones forzadas. Cuando se acaben los días de
vacaciones, nos empezaran a descontar el 50% de nuestro sueldo,
toda esta situación se mantendrá hasta el 6 de Mayo que regresemos
físicamente a la empresa.

Inicialmente eran dos semanas pero, alineándose con lo que
dijo el gobierno, prolongaron el cierre. Por fortuna me dieron chance
de apartar los días para mis viajes, lo cual repercutirá que me
empezarán a descontar dinero antes que a mis compañeros, y lo
acepto porque me hubiera salido mucho más caro perder mis viajes
que ya están totalmente pagados.

Adicionalmente, firmamos una carta compromiso en la cual
se nos indica que no podemos salir de la ciudad, mientras dure la
cuarentena, porque no son vacaciones (aunque hayan usado nuestros
días de asueto para ello).

Obviamente nadie estaba feliz, y si el ambiente estaba bajo en los últimos días, como compartí en el escrito anterior, pues ya parecía un velorio la oficina. Personalmente me duró un par de días la frustración pero al ver las condiciones generales en México, me di cuenta que somos de los afortunados.

Y es que mucha gente está siendo despedida, o los mandan de vacaciones sin goce de sueldo entre uno y tres meses. Además de que la ley estipula que en cuarentenas sólo se debe pagar el salario mínimo a los empleados.

El problema es que esto apenas empieza, porque todas las plantas del consorcio, alrededor del mundo, están cerrando por lo menos tres semanas. Aunque aún no llegan las cancelaciones, los puntos de venta están cerrados en muchos países, así que sólo es cuestión de tiempo para saber qué tan fuerte viene el madrazo, por lo que podría ser el inicio de muchos descuentos (incluso despidos) a lo largo de este año, todo porque la economía mundial está entrando en una recesión que se ve que va a estar larga.

Pero (todavía) tenemos empleo y eso es lo importante. Ciertamente a nadie le gusta que le paguen menos, pero es peor no percibir nada. Ante esta situación, y siendo empático con la gente del resto de México me pregunto, si nosotros sentimos el golpe inesperado ¿Cómo le harán a los que corren de repente?

Y es que ésa es otra ventaja de trabajar en una empresa grande y seria, porque normalmente son muy respetuosos y leales ya que, en el caso que te despidan, suelen avisarte con un par de meses de anticipación; sólo es inmediato cuando hiciste algo grave.

Lo cual me lleva al siguiente punto, con gente que la está pasando peor.

Te mueres de hambre o te mueres del virus.

Mientras corro de noche por Zavaleta y Camino Real, dos avenidas comerciales de Puebla, veo negocios abiertos pero sin clientes. Las calles están vacías porque muchos han optado por recluirse, mucho tiempo antes que el gobierno lo avisara oficialmente.

Esa visión de los locales sin clientela es descorazonadora, sobre todo por la expresión de los dueños y/o dependientes, en donde se refleja en sus caras la preocupación, la tristeza y la frustración.

Y es que los negocios pequeños en México suelen dar para vivir al día y, tal vez, generar un poco de ganancias. Con esta crisis económica, que apenas empieza, es obvio que la gran mayoría de los antes mencionados van a sucumbir.

Esas personas van a perder su fuente de ingresos porque no venden, sin embargo deben pagar renta, mercancía, luz, impuestos y demás, esto sin contar los gastos en casa. La gente no sabe qué va a ser de ellos (y sus respectivas familias) con el futuro difícil que se aproxima.

Esos son los establecimientos fijos y legales, pero ¿saben la cantidad de gente que tiene negocios aún más sencillos? Me refiero al que vende aguas, al que vende tacos en su esquina, al bolero, al frutero, al que lava los autos y demás. Ellos están aún más apretados en sus recursos, y viven literalmente de lo que venden al día.

Y ahí entra una falta de empatía bien cañona, porque muchos están diciendo que todos nos debemos enclaustrar para evitar la propagación del virus, así que también juzgan a los que están fuera haciendo su vida normal.

Pero es muy fácil criticar desde tu casa y estabilidad económica, cuando tienes ahorros y la seguridad que tu trabajo va a estar ahí. Pero no es justo medir con la misma vara a los que deben chambear a diario para sacar el gasto para mantener a su familia.

Cierto, hay un virus que, bajo las circunstancias específicas, te podría costar la vida. Pero para ellos sólo hay dos opciones: salir a trabajar con el riesgo de morir por un virus o quedarse en casa y morirse de hambre porque nadie les va a dar nada. Y como el riesgo de morirse de hambre es una seguridad, entonces toman el riesgo (considerablemente más pequeño) de morir infectados por el virus.

Pero no todos tienen ese chance de seguir trabajando. El Sábado que fui a comprar mi despensa, vi que no había ningún

empacador (todos mayores de 60). La cajera me dijo que, justamente
por su edad, los mandaron a su casa al ser un grupo de riesgo y no se
fueran a contagiar y, leyendo entre líneas, la empresa tampoco quiere
que se contagien, mueran y los culpen por dichos decesos.

Obviamente todos esos señores están empacando mercancías
porque no tienen suficiente para vivir y, sin darles ningún chance de
lo contrario, los enviaron a casa. Por lo menos la Gran Bodega puso
cajitas para que les dejáramos la propina y ellos se comprometían a
duplicar lo recaudado, lo cual me pareció loable, aunque en realidad
muy pocos estábamos dejando nuestra aportación.

Falta de apoyo y empatía

No me extraña esa falta de empatía muchos mexicanos, los
cuales no son tan generosos como se podría pensar. Por ejemplo, en
el caso de la propina de los empacadores, la gente piensa "Si no me
están dando un servicio, ¿Por qué demonios les voy a dejar 5 pesos si
no se lo ganaron?"

Pero en su caso no es que se lo ganen o no, es que no les
están permitiendo trabajar por el riesgo, y $5 pesos no es gran cosa
para uno, pero para ellos sí es importante.

Ahora, uno ve compras de pánico en los grandes centros
comerciales, pero ¿y lo negocios pequeños? Por alguna razón la
gente no les está haciendo el gasto y prefiere, justamente, irse a los
lugares en donde hay más concentración de personas (y donde hay
más riesgo de contagio).

Personalmente me gusta apoyar los negocios pequeños, y no
por la pandemia, sino siempre. Mi madre me enseñó, en la medida de
lo posible, comprarles a los negocios pequeños, mismos que están
intentando salir adelante de manera honesta, sin robar o estafar.
Hacerles el gasto los hace prosperar un poco y eso ayuda,
indirectamente, a disminuir un poco la delincuencia.

Así que les compro a muchos negocios y puestecitos cerca de
mi casa como lo es agua, pan, planchado, dulces, platanitos fritos,
comida corrida, tacos, tortas, lavado de coche, el viene viene, aguas
frescas y demás.

Entre esos está mi plomero, el señor Norberto. Pero de él, y del gobierno mexicano, hablaré en la siguiente entrega.

2 de Abril del 2020

Estragos locales por el Corona Virus (Parte 2)

En el escrito anterior explicaba un poco de la gente que prefiere arriesgarse por el Corona Virus en lugar de morirse de hambre. Uno de ellos es mi plomero: Don Norberto

Don Norberto.

Aprovechando que tenía que quedarme en casa, le llamé a mi plomero de cabecera, el Sr. Norberto, el cual siempre está lleno de trabajo, así que es debía tomar la oportunidad para arreglar un par de pendientes.

Don Norberto es de los afortunados que no ha bajado su ritmo de trabajo, ya que es muy honesto y profesional con su labor, así que su cartera de clientes es muy amplia. Así que mientras le daba mantenimiento al hidroneumático, nos pusimos a platicar un poco del Corona Virus.

El señor no sabía mucho de la enfermedad, ya que lleva una vida sencilla de pueblo y no tiene tiempo de ver noticas porque está muy ocupado. Cuando le dije las características y los grupos de riesgo, me dijo "¡Ah caray! Estoy entre esos" y es que él ya tiene 65 años, "Pero no puedo dejar de trabajar" me complementó "Si dejo a mis clientes, ¿de qué voy a comer?"

Luego me compartió que una de sus hijas seguía yendo a su oficina, porque los de la empresa le dijeron que podía dejar de ir, pero que la iban a despedir si lo hacía, así que como tiene hijos que mantener, prefiere ir a chambear y cuidarse.

Y es que ésa es la realidad para mucha gente en México: no pueden darse el lujo de dejar de trabajar. Y eso también se nota en las calles.

Al mexicano (normalmente) le vale madres.

Hoy salí a correr temprano y me di cuenta de algo: la vida sigue muy parecida a la normalidad afuera. Menciono esto porque hay muchos pasajeros en el transporte público, hay muchos coches circulando, y gente en las aceras caminando. Obviamente muchos con mascarilla y manteniendo la distancia, pero eso no quita que había mucho movimiento en la calle.

De hecho, viendo la ciudad desde la cima de la pirámide de Cholula, se veía la contaminación sobre Puebla, evidencia que hay mucho movimiento en la urbe. Esto a pesar de que las escuelas están cerradas y muchas empresas han parado por la cuarentena.

Pero dicha cuarentena, en realidad, la estamos llevando a cabo un porcentaje pequeño de la población (Alrededor de un 30% leía en alguna parte), o sea que 7 de cada 10 mexicanos siguen con sus actividades normales.

Esto se da porque, como ya mencioné en la entrega anterior, hay muchos que dependen de sí mismos y deben seguir trabajando. De hecho calculo que, por lo menos, el 50% de la población mexicana trabaja en el sector informal. Si a eso le sumamos el otro porcentaje de empleados que siguen laborando normalmente para no perder su sustento, es obvio que mucha gente siga con su rutina normal.

Pero, también hay otro factor: al mexicano le vale madres.

Al mexicano le podrás decir, indicar, ordenar muchas cosas, por su propio bien o por el de la comunidad y, al final, siempre hará lo que le venga en gana. Y por eso mismo tenemos el país que tenemos, tanto para bien como para mal (sobre todo para mal ¬_¬U).

Así que mientras la gente no empiece a ver muertos a raudales, hospitales colapsando por tanto enfermo o restricciones más fuertes, va a seguir saliendo, haciendo su vida normal e incluso yéndose de vacaciones.

Por ello no importa que el Gobierno "ordene" que la gente pare sus actividades y se aísle un mes, porque para el mexicano estándar, todos esos anuncios son viles "sugerencias" no órdenes. Y ya que menciono a nuestra caricatura de gobierno, vamos con lo que les toca.

La "Estrategia" mexicana

El gobierno de México ha ido reaccionando a la pandemia, más por presiones externas y sociales que por propio convencimiento. Así que llegamos a la tan aclamada cuarentena "obligatoria", misma que se anunció esta misma semana. También se indicó que las empresas no deben correr a sus empleados y les deben pagar integro sus salarios.

Ahora, ése es el "debería", la realidad es otra. Como ya dije, mucha gente lo está tomando más como una sugerencia que como una orden. Por eso muchos siguen trabajando, y otras empresas están despidiendo gente, o enviándolas a su casa sin paga.

Y no es que los empresarios sean "malos" (algunos sí lo son, pero no todos) porque, poniéndonos en su lugar, se les entiende: El gobierno les pide cerrar, o sea no generar ingresos, pero pagar al 100% a sus empleados y, para colmo, pagar al 100% sus impuestos.

O sea, el gobierno no los ayuda pero bien que los jode. Y eso sin contar todas las estupideces que ha hecho AMLO que han debilitado la economía (las proyecciones ya van en que vamos a decrecer 8% para este 2020).

Y vuelvo a lo mismo de "sugerencia" porque el propio gobierno no está aplicando medidas de control para que se cumpla la cuarentena, como en otros países, en donde hay reglas estrictas, apoyadas por la policía para que se cumplan. Aquí se le deja a su consideración a un pueblo que, normalmente, no se caracteriza por su madurez, responsabilidad o sentido común. En realidad se destaca justamente por lo contrario.

Pero el gobierno se va a lavar las manos diciendo "Yo les dije que se quedaran en sus casa, pero no me hicieron caso". Y es que el gobierno encabezado por AMLO no se lo está tomando en serio a propósito, pero hacen como que se preocupan (lo mejor que hace el mexicano: fingir que hace algo, cuando en realidad le vale madres).

¿Y por qué está tomando esa postura el gobierno? Porque está privilegiando la economía sobre la salud, y es que saben el puto daño que le han hecho a la economía nacional en año y medio, así que no pueden permitir un golpe más fuerte del que ya viene. Así que creen que lo mejor es que se expanda el virus, que la mayoría de la población se contagie y se inmunice a sí misma, y que se mantenga la vida económica.

Siendo honestos, al gobierno le interesa que no se caiga la economía, y prefiere apechugar unos cuantos miles de muertes con tal de que no caigamos (aún más profundo) en la crisis en la que ya estamos.

Pero ésta no es la única "acción" de nuestro gobierno respecto al Corona Virus.

La manipulación de la información.

Bien se sabe que quien controla la información controla al mundo. Ahora, el gobierno no puede controlar la información mundial, pero sí la que genera y emite hacia adentro.

Esto es producto de muchos factores. El primero, y más grave, es que no hay dinero, ya que el viejo pendejo que tenemos por presidente, se ha gastado gran parte de las reservas que recibió en las dádivas que ha repartido entre sus chairos, en forma de "becas" y apoyos sociales, que en realidad es el "moche" que les está dando para asegurar su voto en el 2021 y que no los está sacando de la pobreza, sino que los está perpetuando en ella.

Volviendo al tema, como no hay dinero, pues no hay recursos para aplicar las pruebas por el COVID-19, y tampoco hay fondos para comprar más camas, respiradores y equipo de protección.

Por otro lado, y ya me lo han hecho saber por diversas fuentes que tienen contactos en los hospitales, el Gobierno ha dado instrucciones para no reportar la cifra real de infectados, la cual es mucho mayor de los que realmente saca a la luz.

Sobre las muertes, también ha aplicado otra treta porque las defunciones por neumonía atípica e influenza han crecido "sospechosamente" a últimas fechas. Y es que el Gobierno pide que se reporten así y no como muertes por el COVID-19. ¿Para qué hace esto? Para que no cunda el pánico. Y es que, como comenté arriba, mientras la gente no lo perciba como una amenaza real, no van a parar y van a seguir produciendo y moviendo la economía.

Ahora, el Peje podría fácilmente surtir el sistema de salud con todo el material que falta, y que ha desnudado vilmente en este último año y medio. ¿Cómo lo podría hacer? Cancelando sus proyectos piteros (Dos Bocas, Santa Lucia y Tren Maya) para dedicar esos recursos al sector salud.

Pero para el Cacas son más importantes sus proyectos que el bienestar de los mexicanos, por ello está apostando esas vidas con tal de no detener sus proyectos estandarte (muy pendejos) de su sexenio. Además, si comprara pruebas suficientes para detectar el COVID-19, se destaparía la mentira en que vivimos y se sabría que hay decenas de miles de enfermos, por lo cual el pánico se dispararía.

Así que el Cacas está apostando por esa creencia endémica que tiene el mexicano: sentirse superior al resto de razas en el mundo.

La raza todopoderosa.

Me resulta increíble que una raza llena de traumas y prejuicios tenga una creencia tatuada en su inconsciente: no me va a pasar nada. Obviamente eso es una irresponsabilidad porque, eventualmente, te va a pasar algo, pero mientras no sea el caso, te vas a seguir sintiendo Wolverine, algunos por necesidad y otros por arrogancia, el hecho es que el mexicano se siente Juan Camaney hasta que llega alguien a desmentirlo.

Ciertamente somos igual de vulnerables que las otras razas del mundo, incluso se podría decir que lo somos más por los graves problemas de salud que ya acarreamos de tiempo: como la diabetes, la obesidad, la cirrosis y demás males que acongojan al mexicano.

Pero, al mismo tiempo, vivir en el tercer mundo te va curtiendo de maneras distintas. Obviamente no son reglas infalibles pero, a estas alturas y viendo la indolencia del mexicano en general ante la situación, ya es lo último que nos queda.

Y digo que no son reglas infalibles porque iba a mencionar el calor como una ventaja, no porque matara al virus pero, al no haber temperaturas bajas, es más difícil que el sistema inmune sufra un bajón para permitir que gané el COVID-19.

Sin embargo, esta misma semana salió una noticia que en Ecuador (que tiene un clima mucho más cálido que el nuestro), ya están teniendo tantos muertos por la enfermedad que están dejándolos en la calle.

Así que pasemos a otro punto, y es que nuestro sistema inmune debe ser de los más poderosos del planeta, por las condiciones insalubres en las cuales vivimos, no sólo por decisiones propias sino ajenas: los que no se lavan las manos, los que preparan bebidas con agua de la llave, los que cobran y cocinan al mismo tiempo, la contaminación, la mierda de los perros en las calles, las ratas, las cucarachas, etc.

Adicionalmente, el mexicano está acostumbrado a lidiar con un sistema de salud de cuarta (transformación). Así que la gran mayoría no tiene para pagar un servicio privado, por lo que muchos mueren a diario en los hospitales de gobierno, ¿y acaso esto le ha importado a nuestros gobernantes (actuales y pasados)? Obviamente no.

Pero parece que sí tenemos algo que agradecerle a nuestro sistema de salud, y es que recién leía que las poblaciones que tienen todo el cuadro de vacunas (como la tuberculosis, la polio, sarampión y otras enfermedades), parecen ser más resistentes al virus, y en México se han aplicado dichas vacunas desde los años 50's de manera puntual y constante, lo cual puede darnos un poco de ventaja.

Así que ante las tibias acciones del gobierno y la poca preocupación de la mayoría de los mexicanos, sólo nos queda esperar que tengamos suerte y esos factores nos ayuden a que no haya muchos casos de COVID-19 en México.

Eventualmente, como humanidad, vamos a salir de esta pandemia, pero estoy seguro que el mundo no va a volver a ser el mismo.

3 de Abril del 2020

Consecuencias de la cuarentena

Y yo que pensaba que sólo iba a sacar un escrito único del Corona Virus y sus consecuencias, cuando éste ya es el quinto y, como se ven las cosas, vamos a lidiar con este tema un poco más de tiempo.

Pero ahora, más que el virus, me voy a concentrar en la cuarentena que algunos estamos sosteniendo y algunas situaciones que he observado.

La necesidad de contacto

Aclaro, no hablo de mí, porque estoy plenamente acostumbrado a vivir con mi soledad (la cual amo). En realidad hablo por mis amigos y colegas, mismos que están resintiendo la falta de contacto cotidiano con la gente que acostumbra ver a diario.

En estas primeras dos semanas (de cinco que vamos a estar en confinamiento en mi trabajo), mis contactos se han mostrado muy atentos conmigo, lo cual interpreto como un "te extraño", pero sin decirlo de esa manera.

Y es que normalmente pocos comentan los memes que les mando, ahora más gente me los agradece y me pide que los siga mandando para que no se aburran. Los de mi generación me hablan por teléfono para simplemente platicar de cómo va todo y, los Millennials, además de escribirme por el WhatsApp, hasta video llamadas por esa misma vía me están haciendo por el mismo motivo: sólo para platicar.

Incluso hay quien quiere que nos veamos, a lo cual no me opongo, pero luego les entra el sentido común y optan por retractarse y nos quedamos en las simples llamadas. Al inicio me llamaba la atención estos contactos, porque me la paso ocupado en mi casa, así que cuando recibo las llamadas contesto y, tras ver que no es un tema en particular, me relajo y les hago la plática.

Digo, al final agradezco que me hablen para ver cómo estoy aunque sé que, en el fondo, la llamada es para ellos que quieren platicar con alguien y, como supongo que ya platicaron con todos en sus casas, pues se ponen a ver quién está disponible en sus agendas.

Pero, ¿acaso no me está afectando igual la cuarentena?

Mi ventaja competitiva.

Obvio también soy humano y también siento por lo que, seguramente, en algún momento voy a resentir el aislamiento de manera más relevante, sin embargo voy a sucumbir mucho después que el resto de mis compañeros.

Ésa es una ventaja que tengo por estar acostumbrado a estar solo, por lo que no me afecta tanto, sobre todo considerando la cultura tan sociable que es la mexicana. Así que estoy acostumbrado a estar conmigo mismo y ocuparme con diversas actividades.

Y es que tengo mucho con que entretenerme en esta cuarentena. Por ejemplo, producto del Tsundoku, tengo más libros de los que puedo leer, tengo más escritos pendientes de los que puedo publicar, tengo más películas que ver (y posteriormente escribir) de las que el tiempo me permite. Todo esto sin contar Twitter que en esta cuarentena está pletórico de material, por lo cual es terreno fértil para la procrastinación.

Y ahí es donde aprovecho para tener contacto con la gente: enviándoles memes o artículos que me parecen divertidos o interesantes por lo que, supongo, es la única conexión que necesito por el momento.

¡Ah! Y sí, antes de que me tachen de falso o mentiroso, sí, también veo porno, pero eso es, literalmente, sólo para un rato, no para todo el día porque aburre y desgasta, y no sólo me refiero a la autoerotización, sino mentalmente.

Pero hay otro factor que me está ayudando y evita que enloquezca con el encierro.

Ejercicio.

El ejercicio es parte vital de mi vida y, obviamente, con la cuarentena se ha visto afectado. Y es que al cerrar la unidad deportiva me he quedado sin gimnasio, caminadora, clases de insanity, crossfit y hasta mi alberca, así que debo acudir a otras actividades.

No puedo hacer ejercicio de mucho impacto porque estoy tomando medicinas para tratar mi várice, así que las rutinas de YouTube que podría usar no las tengo permitidas.

Es por ello que un día salgo a correr (a paso de abuelito) y otro me quedo haciendo bici fija mientras veo los episodios de un excelente anime llamado "Nana" (ya cuando me los acabe pasaré a repetir Evangelion). A pesar que ya estaba bajándole el ritmo a la corrida, es la opción que me queda, aunque lo haga lento y no tan largas distancias.

Obviamente, cuando salgo a correr, tomo las precauciones de distancia, además de que no toco nada ni a nadie, e intento salir muy temprano o por la tarde para cruzarme con la menor cantidad de gente posible.

En la pirámide de Cholula, no se ven muchos turistas (porque está cerrada la zona arqueológica), pero sí veo más corredores de lo acostumbrado, lo cual siento que es natural, ya que todos los gimnasios están cerrados. Así que somos muchos los que necesitamos ejercitarnos. Y es que el mantener cierta actividad física me ayuda mucho, porque sudo y me desestreso, de lo contrario ya hubiese sido presa de la angustia.

Pero no sólo es la actividad física, también es necesario tener una estrategia para mantener la salud mental.

El demonio de la procrastinación

Recuerdo que el primer día oficial de cuarentena sentía que tenía mucho tiempo libre pero, conforme van avanzando las jornadas, de pronto ves que el día se te va pasando más rápido y no porque hayas hecho mucho en particular.

Supongo que el inconsciente se adapta a tu realidad y se acostumbra a ello, así que, sin que te des cuenta, las horas se van llenando solas, lo cual no es precisamente bueno, porque casi siempre es mediante la procrastinación, o sea que en realidad haces pocas cosas productivas.

Aquí pasa un efecto muy curioso. Como comenté en el escrito de viajar, cuando abandonas tu rutina cotidiana, de pronto dejas tu status quo y te ves libre de ataduras, pero también de zonas seguras. Ese fenómeno en un viaje es maravilloso, porque te permite ver lo grande que es el mundo y que tu trabajo no es tu vida, además de ver las amplias posibilidades que tiene este planeta para ti.

Pero, si te sacan de tu rutina normal para encerrarte en un solo sitio, el efecto puede ser bastante nocivo, porque te puedes aburrir, te puedes deprimir, te puedes hacer chaquetas mentales y votar por un pendejo que está destruyendo al país (¡ah no! Eso fue en Julio del 2018 ¬_¬) y demás.

El perder tu rutina, te saca de tu identidad, y te empiezas a cuestionar muchas cosas que, en tu ritmo normal, le encuentras sentido pero, una vez fuera de él, te das cuenta de muchas tonterías a las cuales les das mucha importancia.

La importancia de una rutina

Por eso, a pesar de estar en casa, es importante establecer una rutina que te ayude a encontrarle sentido u orden a tu existencia, así como la que uno tiene en la etapa laboral. Y también estar consciente que no va a durar para siempre, por lo que no hay que acostumbrarse, ya sea para bien o para mal.

Es por eso que los días que nos toca hacer Home Office, es más fácil retomar parte del estilo acostumbrado en la oficina. Pero cuando nos mandan a "descansar" y no hay trabajo planeado, es bueno levantarse a la misma hora, más o menos tener un ritmo y horario de cosas: una hora para leer, otra para hacer ejercicio, otra para escribir, una más para ver películas o series, comer en más o menos los mismos horarios e irse a dormir a la misma hora.

Además es importante el orden y no enloquecer. ¿A qué me refiero? Todos los días procuro ir a una comida corrida que tengo en la placita cerca de la casa, lo cual me sirve para caminar un poco y me dé el aire (otra vez con las medidas de distancia). Pero es importante que sea la comida corrida porque, además de barata, me acostumbro a comer con sopa, agua, guisado y demás.

De vez en cuando me voy a echar unos tacos, una torta, unas quesadillas o una hamburguesa pero, por lo menos cinco días de la semana debo de comer un menú normal y medido. Si comiera antojitos todos los días, además de subir de peso, voy a malacostumbrar a mi organismo, y cuando regrese al comedor del trabajo, me va a costar comer en orden nuevamente.

Eso sí, como ya mencioné, por más control que lleves de tu rutina para lidiar con la cuarentena, inevitablemente, sus efectos te van a alcanzar.

Consecuencias psicológicas y físicas

Lo primero que me llama la atención es el horario de verano, el cual entró cuando ya no íbamos a la empresa, por lo que no hubo tiempo para que mi organismo ajustara y se adaptara a él. Así que mi reloj biológico se sigue guiando bajo el horario anterior para levantarme, comer o dormirme, lo cual no es buena idea para cuando regresemos a trabajar físicamente.

De hecho, con o sin horario de verano, creo que nunca había pasado tanto tiempo sin ir a la oficina, por lo cual he notado que mi disciplinado ritmo circadiano se ha empezado a relajar, porque ya no se levanta espartanamente a la misma hora y, por el otro lado, me está costando más trabajo conciliar el sueño.

Ésa es otra consecuencia de esta cuarentena: el insomnio. A pesar de que hago ejercicio a diario y de que salgo a caminar a la hora de comer, me doy cuenta que sobra mucha energía (Sí, a pesar del porno), así que entre eso y el calor que está haciendo por las noches, me resulta difícil conciliar el sueño, lo cual no ayuda para que mantenga la misma hora de levantarme.

Eso sí, cuando me agarra el insomnio, me levanto y me pongo a leer o a doblar la ropa, esto para que no empiece a pensar pendejadas, ya que esa es otra consecuencia del confinamiento.

Y es que, invariablemente, al tener mucho tiempo libre te empiezas a cuestionar muchas cosas "¿Soy feliz en mi trabajo? ¿Me irán a correr? ¿Y si no puedo viajar a Japón? ¿Y si nos bajan el sueldo? ¿Y si tengo que emigrar a Canadá? ¿Quién engañó a Roger Rabbit? ¿Qué le pasa a Lupita?".

Obviamente (a excepción de las últimas dos) todas esas son preocupaciones reales, pero que no puedes resolver en ese preciso momento, así que lo mejor es distraerse en alguna actividad mundana que permita que el cerebro se relaje y nos permita descansar.

Dentro de esos cuestionamientos hay uno que en verdad no he podido responder.

¿En verdad vale la pena la cuarentena?

Uno cree que porque toda la empresa está en cuarentena, y tus contactos de twitter también, es que así debería ser todo el mundo cuando, la realidad dicta que sólo se ha detenido el 35% de la actividad en México, a comparación del 80% que tienen en Sudamérica (Brasil, Chile y Argentina). Así que la mayoría de la rutina normal en mi país sigue igual.

Ciertamente la actividad económica se ve con un bajón en muchos lados, sin embargo no es que esté parada por completo, ya que sigo viendo muchos autos, muchos camiones y mucha gente caminando, muchos negocios abiertos y, en muchos pasajes, hasta uno duda que la población en verdad se esté recluyendo.

Así que para el 35% que estamos llevando la cuarentena, en realidad no creo que ayude mucho porque, cuando salgamos, nos vamos a encontrar con el otro 65% que es probable que esté contagiado y es factible que el virus también se nos traspase, aunque no tengamos síntomas.

Pero nuestra empresa es responsable y nos ha mandado a hacer cuarentena, por lo que no es nuestro problema si los demás la están respetando o no. Al final las consecuencias las iremos viendo en las siguientes semanas.

La Fase 3

Se dice que en México estamos próximos a entrar en la fase tres de esta pandemia, lo cual significa que van a cerrar aún más negocios y en teoría hacer más estricta la cuarentena, incluso hasta poner toque de queda, ya que los niveles de contagio han llegado a ser altos.

Pero, conociendo al mexicano, ¿en verdad servirá la famosa fase tres? Si ahora les vale madres quedarse en casa, ¿creen que van a poder meterlos? Además ¿cómo le van a pedir al pueblo que sea responsable cuando el gobierno no lo es?

Y me refiero al manejo de la información, en donde las cifras de contagios y muertes se mantienen sospechosamente bajas, mientras que las "neumonías atípicas" siguen creciendo.

Como comenté en el escrito pasado, los hospitales tienen la orden de reportar los casos como neumonías atípicas si no tienen una prueba que indique que es COVID-19 y, como no hay suficientes pruebas que aplicar, pues la gente está padeciendo una epidemia poco común de Neumonías atípicas, sin importar que todos los síntomas provocados por el Corona Virus

Es por ello que la gente no hace consciencia (o sea, lo normal en México), así que puesto en términos que le funcionan al mexicano: la gente aún no entra en pánico, así que seguirán con su vida mientras no capten una amenaza real, y como el gobierno está maquillando cifras, pues seguirán gran parte con sus rutinas normales mientras nadie los obligue a lo contrario.

¿Y creen que a este gobierno le importa? Obviamente no, pero ese tema ya no lo quiero tocar en esta ocasión. Por lo pronto, dejaré hasta acá este ensayo porque, siguiendo la lógica hasta el momento, es factible que venga otro escrito al respecto en los próximos días.

12 de Abril del 2020

La Fase 3 del Corona Virus en México

Mientras se incrementan los casos y las muertes por COVID-19 en México, sin contar el sospechoso incremento de muertes por neumonía atípica (Miren que mala suerte que se nos "juntaron" los dos eventos ¬_¬), hoy se anunció que estamos entrando en la Fase Tres de esta pandemia pero, ¿eso en verdad importa?

Una cultura indolente e inconsciente

Honestamente no creo que algo vaya a cambiar en gran parte del país, con excepción de estados como Nuevo León o Jalisco en donde sí están siendo estrictos con las medidas contra esta enfermedad.

En el resto de México la vida sigue igual: la gente sale a trabajar, a consumir, a reunirse y demás. Como comentaba en el escrito pasado, sólo un 35% de la población estamos siguiendo las recomendaciones de aislamiento, mientras que el resto sigue con su rutina normal.

Así que el gobierno federal va a fingir como que hace algo para al final no hacer nada, y la gente va a hacer como que obedece para al final hacer lo que quiere. En resumen, la actitud normal del mexicano que hace como que algo le importa cuando, en realidad, somos uno de los países más indolentes del mundo, incluso con nuestro propio bienestar.

Por desgracia el mexicano no tiene sentido común, es por ello que sólo puede pasar de la indiferencia al pánico, y ninguna de esas posturas extremas son útiles en estas situaciones, y es que la prudencia es inexistente en nuestra cultura.

Un gobierno de mierda

Pero esto va más allá de lo cultural. Y es que está comprobado que, entre más se aplana la curva, mayor es el golpe económico, y el gobierno sabe que ha madreado tanto la economía, con sus decisiones pendejas, que no le conviene parar toda la actividad productiva del país.

Además es consciente de sus otras falencias, ya que no hay insumos suficientes para atender a todos los potenciales enfermos, ni para proteger al personal médico que los va a tratar.

Es por ello que en muchos hospitales ya están pidiendo ayuda a la población en general para que apoyen con insumos, mismos que el personal médico ha estado comprando de su bolsillo para protegerse, pero ya no pueden más con dicho gasto. Esto sin contar que el gobierno tiene la desfachatez de pedirles que recorten su sueldo para apoyar al país (Eso en verdad es no tener madre).

Por ejemplo, los famosos respiradores que según compraron (porque hay reportes que la fábrica que los produce no tiene conocimiento de dicho pedido), en teoría llegan en Septiembre, ya cuando un chorro de gente esté muerta.

Y, aunque suene macabro, por algo decía el Cacas que esta situación "le cayó como anillo al dedo", y es que gran parte de los muertos pertenecen a la tercera edad, lo cual significa que habrá menos pensiones que pagar y menos gente hambrienta que alimentar con los 900000 empleos que se van a perder tan sólo en este mes (y todavía tiene la desfachatez de decir que iba a crear dos millones de empleos nuevos en este año ¡el muy Pendejo!)

Así que hay menos empleos, menos aportaciones al IMSS, menos impuestos y menos entradas a las arcas del gobierno, si a eso le agregamos la caída estrepitosa del precio del petróleo, en el cual El Cacas Obrador ha fincado su estrategia (como si viviéramos en los 70s), pues la cosa se ve de la chingada. Por eso, si hay menos bocas que alimentar por parte el gobierno, pues mejor para ellos.

Manipulación de información

Pero ¿por qué no ha cundido el pánico? Por el maquillaje de los números. No están dando todas las cifras de muertos e infectados por dos razones: la primera es su (ya de por sí mancillada) imagen mundial, para que no se evidencien como los malditos indolentes y bastardos que son, esto al no haber hecho lo suficiente para proteger a la población (y ésta que no coopera, vale mencionar).

En segundo lugar es justamente para que la población no entre en pánico y siga con su vida normal. Así sigue moviéndose la economía, mientras que los muertos se acumulan en los hospitales pero, mientras los medios no difundan esas imágenes, pues la gente sigue viviendo "feliz, feliz" como dice el viejo pendejo, bolsas miadas, que tenemos por presidente.

Muchos de los medios de comunicación no reportaran lo que pasa porque están coludidos con el gobierno; los pocos que sacan la verdad son descalificados por El Cacas AMLO, diciendo que mienten para desestabilizar a su gobierno, así que sus simios y/o chairos dirán "Si es cierto, sólo quieren atacar a nuestro mesías AMLO, el cual sólo nos dice la verdad"

Gente despreocupada

Y venga, que no sólo los chairos están convencidos que el virus no existe o que se está sobredimensionando su gravedad. Hay tres personas que respeto (¿o respetaba?) que me han hecho comentarios que me han dejado frío y que, por obvias razones, voy a omitir sus identidades.

La primera es una bióloga (¡!) que me dice "Es que la gente exagera, además las personas fallecen todo el tiempo. Lo único que deben de hacer es cuidarse y si se mueren, pues les tocaba y ya, tampoco hay que hacer gran drama".

A cierto nivel, tiene razón en que se le está dando demasiada atención al Corona Virus, lo cual incrementa la reacción de la gente y la histeria mundial. Pero tampoco estamos hablando de una gripita común y corriente.

Ciertamente, como lo mencioné en mi primer escrito del Corona Virus, la Influenza mata más gente cada año, y no hay quien se esté desgarrando las venas al respecto pero, mientras no hay una vacuna para el COVID-19, el riesgo está latente.

La segunda persona es una ingeniera que me dice "Pero todo va a salir bien, ya lo verás, si nos enfocamos en el pensamiento positivo, seguro todo saldrá bien". Y sí, estoy consciente que la realidad funciona a través de energía, y que uno atrae lo que uno piensa, PERO tampoco podemos caer en actitudes irresponsables como dejarlo todo al destino y no tomar las debidas precauciones.

La tercera es una señora jubilada y, obviamente, perteneciente a la tercera edad, o sea de los grupos demás riesgo, quien me dice "Es una gripa como cualquiera, sólo me tomo mi vitamina C, miel con limón y no saludo a nadie que se vea enfermo".

Esta señora fue la que más me asustó, así que le expliqué que hay mucha gente que no presenta síntomas, por lo cual la pueden contagiar fácilmente, pero me respondió "No te preocupes mi'jito, porque Dios nuestro señor me protege". ¡Maldita Religión! Sólo se dedica a adoctrinar y a propagar la ignorancia.

Los hospitales

Así que entre la población que no lo toma en serio, más un gobierno incapaz e indolente, la gente morirá a raudales, aunque pocos de COVID-19 y muchos de neumonía atípica, obviamente.

Alguien me explicó que ya le encontraron una justificación a eso de las neumonías atípicas. A pesar de que alguien tenga todos los síntomas de COVID-19, al no tener suficientes pruebas para confirmarlo, lo califican como neumonía atípica, porque de lo contrario estarían mintiendo con un diagnóstico que no han confirmado, así que si esa persona muere, oficialmente no será COVID-19 sino la ya mencionada neumonía atípica.

Por lo mientras los hospitales de la CDMX ya llegaron a su máxima capacidad y todavía falta lo peor, porque se dice que el pico de contagios será alrededor del 10 de Mayo (cifras muy optimistas considerando que sólo el 35% estamos respetando la cuarentena).

En los hospitales de Puebla también ya están llegando a su límite, tanto que están llamando al personal no especializado a que apoye. Tengo una amiga que es nutrióloga que la llamaron a ayudar porque ya no tienen gente y se les está acumulando la chamba.

El problema es que ella es grupo de riesgo porque tiene Lupus, enfermedad autoinmune de la sangre, por lo que si contagia de COVID-19, puede ser fatal. Así que, ante la falta de equipo de protección, se compró el suyo y fue a ayudar, esto por un mayor compromiso social aunque esté arriesgando su vida. Y es que el 9% de todos los infectados en el país son el personal que atiende a los enfermos y que, justamente por la falta de equipo de protección, es que se están contagiando.

Un país acostumbrado al maltrato

A pesar de todo lo antes escrito, por desgracia, es factible que al gobierno de El Cacas le salga bien la jugada (¡Maldito gobierno de Mierda!). Y es que el mexicano está acostumbrado a sobrevivir en condiciones adversas: con un mal sistema de salud, con las migajas que le regalen y sobreviviendo contra inseguridad, contaminación, corrupción y demás.

Esa capacidad de sobrevivir a las adversidades es nuestra gran aliada y, al mismo tiempo, nuestra gran enemiga ya que, en situaciones como ésta, nos sueltan la peste y la vamos a librar mejor que en otros países, no porque seamos una raza superior, sino porque simplemente no nos importa y sobrevivimos a pesar de ello.

Por ello la gente sigue caminando normal por la calle porque saben, por experiencia propia, que vamos a salir de esta. Tal vez no todos, pero vamos a salir de esta. Espero que, por nuestro bien, tengan razón.

21 de Abril del 2020

Los viajes en época de Corona Virus

Antes de empezar el texto, un comentario: Estoy consciente que hay mucha gente enferma y muriendo por el COVID-19, personas que la están pasando muy mal y que tienen problemas más graves que los míos.

También sé que soy muy afortunado al tener este tipo de problemas con los viajes, en lugar de otros más urgentes, o dramáticos, como la salud o la vida. Este escrito no pretende trivializar los problemas ajenos o magnificar los míos, simplemente me estoy desahogando con algo que es importante para mí.

El Draft

Tenía años que no veía en su totalidad el Draft de la NFL pero en esta ocasión pude disfrutar los tres días completos.

Y es que cada año sólo veía la primera ronda en casa, el segundo día lo seguía en Twitter en camino al aeropuerto y en espera de mi avión.

El tercer día era el peor porque, junto con los agentes libres sin seleccionar, me tenía que chutar un bonche de información en cuanto tuviera internet en mi destino, así que esa primera noche en el extranjero solía dormirme muy tarde.

Japón

Ése también era el plan para este año, de hecho tenía planeado volar hoy en la madrugada a Japón pero, obviamente, por la cuarentena extendida, tuve que reprogramar mi viaje.

Y venga que hubiera sido una necedad volar por tres motivos:

1) Cuando a la empresa nos mandó a hacer Home Office, firmamos una carta compromiso que no íbamos a salir de la ciudad mientras durara la cuarentena, por cuestiones de seguridad y evitar propagar potencialmente el virus.
2) Porque todos los que están llegando a Japón, tanto nacionales como extranjeros, están siendo checados por

Corona Virus y, sin importar el resultado, son puestos en cuarentena 14 días, como precaución (obviamente los positivos con más recelo).

3) Y, aunque no hubiera respetado dicha cuarentena, Japón está en estado de Emergencia, por lo que todos los negocios no esenciales (entre ellos todos los lugares turísticos) están cerrados hasta nuevo aviso.

Por todo ello tuve que traspasar todo para Septiembre, lo cual fue un poco de hueva: primero estuve esperando horas (literal) en la línea de las aerolíneas (Aeroméxico y Japan Airlines), porque una le echaba la bolita a la otra.

Aunque tampoco podía ponerme punk al respecto porque al ser tarifa económica, en condiciones normales, no tendría derecho a algún cambio o reembolso, así que sabía que tenía que ser paciente. Al final la que me resolvió fue Expedia.

Otros que no contestaban eran los del hotel en Kioto, y eso que Paco me ayudaba a marcarles desde Japón. Los de Booking no podían hacer nada porque, por el precio, era una reservación que no permitía cambios ni cancelaciones.

Por fortuna, al declararse el estado de emergencia en Japón, los mismos de hotel me abrieron la opción de cancelar, de hecho hasta los de Booking se sorprendieron porque el alojamiento en Kioto tenía la opción de no hacer el cambio y que me cobraran aunque no me alojara.

Y no dudo que ése hubiese sido el caso en cualquier otro país, pero si algo tiene el nipón es que es muy leal y honesto, así que si veían que no iba a poder entrar a su país, me dieron el chance de cancelar, lo cual tomé con gusto.

Finalmente, los del JR Pass, que me da acceso al 95% del transporte público en Japón, también me dieron la opción de reprogramar mi voucher, con tal que fuera antes de Octubre.

Lo que me salió caro fue enviarles de regreso los papeles a Los Ángeles (en donde tienen una de sus oficinas), pero más caro me iba a salir perder ese dinero. Además, lo que gané con el tipo de cambio entre el precio del dólar en Febrero y Abril, pagó la paquetería y todavía salgo ganando.

Al final ese viaje ya quedó y, quiero suponer, para Septiembre las cosas van a estar mucho mejor que ahora. Ahora tengo una preocupación más a mediano plazo.

Canadá

Aunque aún falta para finales de Julio lo mismo decía con el viaje a Japón en Febrero, y el tiempo me alcanzó y tuve que reprogramar. ¿Seguirá la situación mundial igual sobre el Corona Virus?

Hay quien dice que esto va a seguir hasta el 2021, cuando esperan que esté disponible una cura, hay quien dice que ya para verano todo va a tranquilizarse y podremos volver a la normalidad.

Y es que con este virus el panorama cambia constantemente conforme pasa el tiempo. Por ejemplo, en mi trabajo sólo nos íbamos a ir dos semanas de Home Office y, al final, parece que van a ser siete, con riesgo a que sean nueve.

Así que mi esperanza es que para Julio ya esté todo bien. Actualmente Canadá tiene cerradas las fronteras para todos los viajes no esenciales (o sea turismo no). Pero aún faltan unos meses para la fecha de mi vuelo.

Obviamente si las fronteras siguen cerradas para Julio, sé que las aerolíneas (en este caso Air Canadá e Interjet) me van a apoyar con la política que se tiene sobre el Corona Virus. En cuanto a los hoteles, uno lo puedo cancelar sin costo y el otro dicen que no.

Pero como sé que los canadienses son igual de sensatos que los nipones, mi esperanza es que también flexibilicen su postura. La única fecha que me quedaría para reprogramarlo sería en Noviembre, lo cual no me haría feliz por el frío. Además de que me perdería algunos partidos de la NFL (sin contar los que me voy a perder en Japón).

Y ya que toco el tema de mi amado fútbol americano.

Estados Unidos

Allá por Enero, regresando pletórico de España, estaba visualizando que si los astros se alineaban, podría ir ver dos partidos de mis Delfines de visita: uno en Las Vegas y otro en San Francisco, ya que se podrían acomodar puentes y mis pocos días restantes de vacaciones.

Sin embargo la situación con el Corona Virus cambió todo:
1) En el trabajo tuve que defender mis días de vacaciones para Japón y Canadá. ¿Por qué menciono esto? Porque en una semana sólo hacemos tres días de Home Office y los otros dos se descuentan de vacaciones. Como aparte mis días de vacaciones, entonces esas jornadas me descuentan la mitad del sueldo, y no me quejo con tal de hacer mis viajes.
2) Por esa misma situación, ya no tengo días de sobra, así que me tendría que adaptar a los puentes de Noviembre para ir a Estados Unidos, eso sin contar que uno podría usarlo (como ya comenté) para reprogramar Canadá.
3) Producto de la desaceleración económica mundial, el precio del petróleo colapsó, ocasionando que el peso se devaluara bien cañón contra el dólar, lo cual encarece todo en Estados Unidos (entradas, auto, vuelos, hotel, compras, etc.)
4) Normalmente el calendario de la NFL es liberado una semana antes del draft; pero ahora va a ser dado a conocer dos semanas después. ¿La razón? La propia liga no sabe cómo proceder: Si hacer una temporada reducida o iniciar a tiempo con estadios vacíos o a una fracción de su capacidad.

Pero más que todas esas razones, hay una razón principal que me hace creer que por primera vez en nueve años no iré a ver a mis Delfines: la paranoia gringa.

Como se sabe Estados Unidos es el país con más casos y más muertos por el COVID-19, hecho que los tiene muy nerviosos. Y ya sé, todo el mundo anda igual pero los gringos son "especiales".

Si en condiciones normales hay que andarse con cuidado con ellos, para que no se ofendan o enloquezcan, no los quiero imaginar recién salidos de una pandemia, creo que eso va a ser insoportable.

De hecho cada vez que voy a Estados Unidos, aunque ya estoy acostumbrado a ellos, siempre me ando con cuidado para no molestar a nadie, porque no sabes qué pinche loco te pueda salir con algún insulto, alguna demanda o inclusive alguna pistola.

Todo eso me hace ser consciente que, de no ser por la NFL, no volvería a pisar suelo gabacho. Primero porque ya visité la mayoría de sus principales ciudades (sólo me faltarían Boston, New Orleans y Seattle), y en segunda porque es un país cuya esencia me cansa mucho, a diferencia del resto de países que he visitado que, normalmente, me recargan el alma de energía.

Aunque me gusta reservar todo con tiempo, para agarrar mejores precios, voy a decidir si voy a algún partido después del viaje a Canadá, para ver cómo se va dando todo y si va bajando la paranoia mundial. Por lo mientras sólo estaré a la expectativa. Además también debo de ver cómo está la situación local, que no se ve muy prometedora.

México

Comentaba con mi terapeuta que mi mayor estrés por esta situación con el Corona Virus son precisamente los viajes ya que, si no los tuviera, me la estaría pasando relativamente tranquilo en la cuarentena. Y es que todo el estrés de reprogramar, o la incertidumbre que si se pueden realizar, es lo que más me ha fastidiado.

Sin embargo, siendo honestos, si no tuviera el estrés de los viajes, también estaría preocupado, especialmente por la situación actual de México.

Entre la cuarentena, la caída del petróleo y las decisiones pendejas del gobierno que tenemos, la situación en mi país pinta para una crisis bastante profunda, proyectando una contracción del 8% de la economía para el 2020 y para el 2021 se ve igual o peor la situación.

Tan sólo en lo que llevamos de cuarentena, se han perdido casi un millón de empleos formales, lo cual es una muestra de todos los negocios que están cerrando, de toda índole.

Y no porque labore en una empresa grande estamos exentos de esta situación, ya que al haber crisis mundial, la gente privilegia otros gastos antes de comprar autos nuevos, así que las cancelaciones de pedidos van a ser considerables. Y cuando eso pasa, no hay que ser genios para saber que vienen recortes de personal para solventar la situación.

Pero no sólo es si tengo o no seguridad laboral o económica (porque nadie es indispensable), sino el problema de inseguridad se va a disparar en el país, así que ahora debemos andarnos con cuidado (de por sí más del que ya estamos acostumbrados). Viendo todos esos factores es factible que, cuando vaya a Canadá, aproveche para ir dejando CVs por si tengo que emigrar.

En lo que son peras o son manzanas, habrá que ahorrar, y aquí habrá quien diga "¿Entonces por qué no cancelas tus viajes pinche mamón?" Porque las aerolíneas y trenes no me dan la opción de reembolso, sólo la de posponer la fecha. Y, para lo que ya pagué, me saldría más caro perder ese dinero que irme de viaje.

Además, si no vuelvo a viajar al extranjero (cosa que sinceramente dudo), me gustaría tener un último viaje a Japón y darme ese gran regalo.

El futuro

Para lo ansioso que soy, a inicios de un año ya tengo planeados los viajes del mismo y tengo vislumbrados los del año siguiente, para ir investigando con tiempo y medir los costos y cuánto debo de ahorrar. Sin embargo en Enero, al regresar de España, algo curioso me pasaba: no podía visualizar qué país quería conocer en el 2021.

Según la OMS, vamos a estar con este Virus un rato y los viajes al extranjero van a disminuir mucho y vamos a tener que hacer turismo local en lo que se normaliza la situación. Y eso no me molesta, ya que me gusta viajar por México, así que probablemente el 2021 será para viajar local y el 2022 vuelva al extranjero.

De cualquier manera, estaré observando cómo se da la situación, tanto mundial, nacional y laboral para irle midiendo el agua a los frijoles e ir tomando decisiones sensatas.

Por ejemplo, el hotel en Kioto para Septiembre ya lo reservé con opción a cancelación, cosa que ahora voy a hacer con cada alojamiento que reserve de aquí al futuro. Misma cosa que tendré que hacer con los vuelos, ya que ahora pagaré un poco más para tener la opción de cancelación sin costo.

Desde siempre he tomado la siguiente actitud cada vez que hago un viaje: "Aprovecha y disfruta cada oportunidad que tengas de viajar, porque no sabes cuánto tiempo más lo podrás hacer".

Eso no quiere decir que no vaya a poder hacerlo en el futuro sólo que, por el momento, voy a tener que ser más prudente con mis gastos, en gran parte por la situación económica desastrosa en la cual nos está metiendo nuestro estúpido presidente conocido como El Cacas.

En momentos así envidio al primer mundo ¬_¬.

25 de Abril del 2020

Inmunidad y economía en tiempos de Corona Virus

Creo que éste no va a ser un escrito popular, ni pretendo que lo sea, de hecho creo que va a ser bastante impopular. Pero sé que es algo necesario para desahogar mi alma, como cada entrada en este blog.

Recuerdo que cuando empezó todo esto, además de la cantidad de buenos memes que salían (y siguen saliendo) pensaba, al igual que muchos "¡Pero qué pinches exagerados! ¡Si es una pinche gripe!". Eso fue hasta que llegó a México y todos nos empezamos a preocupar.

La inmunidad programada materna

Conforme las noticias se acumulaban, de alguna forma me empezaba a incomodar y, sobre todo, a preocuparme por mi madre, no tanto por mí. Pero, justamente doña Marina empezó a decirme algo que me asustó en primera instancia: "Es una gripe. Me voy a cuidar como cualquier otra gripe".

Esas palabras de mi mamá me dejaron en claro que, aunque me decía que estaba confinada, en realidad iba a seguir con su vida normal, con lo cual tuve que aprender a aceptar porque es adulta y no puedo controlarla.

Sin embargo no había hecho consciencia de dos cosas: 1) Sus palabras eran las mismas que yo decía al inicio de esta situación. 2) Doña Marina es maestra de enfermería retirada, así que está consciente de las necesidades sanitarias ante una enfermedad.

Pero también recordé algo más: las medidas sanitarias que nos procuró y enseñó. Obviamente siempre tuvimos todas nuestras vacunas, una buena alimentación (o por lo menos se esmeraba) y, en caso de ser necesario (y que ella no pudiera resolverlo), ir con el doctor correspondiente cuando en verdad estábamos enfermos.

Aunque agradezco todas esas acciones, creo que su mayor aportación fue exactamente lo que "no hizo" o, mejor dicho, lo que dejó que pasara. A pesar de ser enfermera, mi mamá evitaba en la medida de lo posible el uso de medicinas, prefería darnos un té o miel con limón antes de una pastilla o inyección. Obviamente si la cosa se ponía grave, ya venía la medicina o la jeringa.

Gracias a su estrategia éramos unos niños sanos, así que en realidad fueron pocas las medicinas que tuvimos que chutarnos: ¿La razón? Nuestro sistema inmune, mismo que mi madre procuraba fortalecer ante cualquier situación.

¿Cómo lo lograba? Dejándonos jugar con tierra, con pasto, con lodo, con animales, con niños sucios y con cualquier cosa que no pusiera en riesgo nuestra integridad física. También, cuando había algún compañerito enfermo de sarampión, varicela, gripe o cualquier otro mal que pudiera darnos, nos llevaba a infectarnos ¿Les parece salvaje? Bueno, así era el mundo en los 80s.

Pero en esos años no era considerado algo salvaje, de hecho era algo normal y (si me permiten la expresión) hasta deseable y lleno de sentido común, ya que asegurabas tener niños fuertes y resistentes desde temprana edad para tener adultos sólidos en temas de salud. Este tema recién lo recordé al ver una grabación que me hizo abrir los ojos.

Bill Maher

Recientemente vi un vídeo tan inteligente como interesante de un actor llamado Bill Maher, al cual no tenía el gusto de conocer, pero su lógica me encantó, sobre todo por estar llena de sabiduría práctica. Una luz de inteligencia entre un inmenso mar de paranoia.

Les recomiendo ampliamente el vídeo pero, si les da hueva verlo, lo cual sería una lástima porque sólo son cinco minutos muy amenos, voy a resumir los puntos más importantes.

Los gérmenes han estado con nosotros siempre, y siempre estarán sin importar cuanto gel antibacterial nos untemos ni las veces que nos lavemos las manos de manera enfermiza.

Gracias a esta enfermedad la gente se ha vuelto muy paranoica y se lavan las manos incontables veces y consumen gel al por mayor, pero no podemos permitir que esta sea nuestra nueva realidad: vivir aislados, sin conciertos, sin viajes ni contacto humano.

Justamente para combatir a todos esos gérmenes, bacterias y virus es que tenemos a nuestro sistema inmune, mismo que está diseñado para lidiar con ello, por eso mismo al menos el 80% de los contagiados con corona virus ni síntomas muestran.

Obviamente hay que cuidar a la gente de los grupos de riesgo, sin dudarlo. Pero tampoco se trata de crear un ambiente tan paranoico que lleguemos a la realidad del filme "El Chico de la burbuja de plástico" de John Travolta (recuerdo que cuando vi esa película sólo pude decir: "¡Qué vida de mierda del pobre!")

Con la paranoia actual poco nos falta para llegar a ello, por ejemplo están vendiendo ahora tapetes desinfectantes para cuando llegues a casa. (¿Pero qué clase de estupidez es ésa?). Y es que no podemos (ni debemos) evitar las bacterias ya que están en todos lados: lavabos, cepillos de dientes, WC, control remoto, celular, la tabla de cortar comida, cama, almohadas, el perro te besa y hasta de lengüita. Cierra el video recomendando que lo mejor que podemos hacer esa salir al sol, tomar algo de vitamina D y abrazar a nuestros seres queridos.

"¿Cuál es el sentido de una mascota si no la puedes acariciar? ¿Cuál es el sentido de la vida si no la puedes vivir?" – Bill Maher

Muertes mundiales

Después me llegó otro vídeo de un viejito español algo amargado pero, más allá de lo sesgadas que estaban sus opiniones, me ayudó a hacerme consciente de unas cifras y me puse a investigar.

Al 10 de Mayo del 2020 hay un total de 282000 muertes registradas por COVID-19 en el mundo, lo cual representa sólo el 0.003% de la población en general. En el caso de México, según las cifras truqueadas del gobierno, han muerto 3200 (lo cual sería un 0.0025% de la población en general), pero digamos que la cifra total fueran 10000 (sería un 0.008%). Aunque muchos dirán "Pero son muertes de verdad, gente que está sufriendo" y eso no lo niego, pero analicemos otras muertes de verdad, en donde la gente también sufre.

Por ejemplo en 2018 (que fue el año completo más reciente que encontré) en México murieron 722611 personas, de los cuales fueron 149638 por enfermedades del corazón (409 diarios), por diabetes 101257 (277 diarios), por tumores malignos 85754 (235 diarios) y por accidentes u homicidios 83749 (229 diarios).

Veamos las cifras mundiales, en 2017 murieron alrededor de 56 millones, de los cuales 18 millones fueron por enfermedades cardiovasculares, 9.1 millones por cáncer, 3.6 millones de enfermedades respiratorias, 3.2 millones por diabetes, 2.4 millones por infecciones respiratorias agudas, 2.4 millones por demencia, 1.8 millones de muertes neonatales, 1.7 millones por enfermedades diarreicas, 1.4 millones por accidentes de tráfico y 1.3 millones por enfermedades hepáticas, el 29% restante debido a otras causas.

De hecho ya no hacen las pandemias como antes: Entre 1918 y 1920 la gripe española que contagió a 500 millones de personas (un tercio de la población mundial de esa época) y mató un mínimo estimado de 50 millones (o sea el 3.3% de la población en aquel entonces), hay quien dice que incluso fueron 100 millones. ¡Eso sí es una pandemia! No el 0.002% ¬_¬

Entonces, si la cantidad de todas esas muertes es MUCHO mayor, ¿por qué no dejamos de comer porquerías, fumar, salir a la calle, manejar y demás? Porque aprendemos a vivir con el riesgo. Y así vamos a tener que aprender a vivir con el Corona Virus y el COVID-19 resultante, pero ya tocaré ese punto más adelante.

El H1N1

Sin duda alguna el COVID-19 existe, es real y está matando gente, pero ciertamente no es tan letal como otras causas que provocan el deceso de millones de personas al año. Entonces, ¿por qué estamos confinados en casa por una enfermedad que ha matado a tan pocas personas (en comparación con otras causas)? Por el miedo.

Si este virus se hubiera presentado hace 20 o 30 años, creo que ni en cuarentena estaríamos. Es más, no voy tan lejos, hace 11 años con el H1N1 nuestra vida continuó relativamente normal, sin cuarentenas, ni detener la economía. Lo más que recuerdo es que nos quitamos las corbatas, se impidió el saludo de beso o mano, y sólo los que mostraban signos de gripe usaban mascarilla.

Se estima que en 20 meses, entre el 2009 y el 2010, murieron hasta 575400 personas por el H1N1 y aquí pregunto ¿Por qué no se hizo tanto de jamón? ¿Por qué no hubo cuarentena? ¿Por qué no paró la economía? Y conste que el virus surgió acá en México, específicamente en Veracruz (¡Chingada madre! -_-)

El exceso de información.

El primer factor son los medios de comunicación, que ahora tienen una difusión más amplia a través de redes sociales, mismas que ya existían en el 2009, pero no tenían el impacto, ni el alcance, que tienen 11 años después.

Es prácticamente imposible que no escuche, lea, vea o tenga algún contacto con informaciones sobre el Corona Virus, el COVID-19 y la cuarentena a la que nos han obligado a mantener.

La sobreexposición del tema es agobiante a grados enfermizos, esto porque los medios han exagerado la cobertura ad nauseam. Es tal el bombardeo mediático que la gente está apanicada en el mundo, aunque también hay un gran porcentaje de la población en México (alrededor del 65%) que simplemente le vale madres, pero eso lo tocaré más tarde.

Los que sí están asustados en verdad están tomando medidas ridículas: por ejemplo me enteré de una pareja en donde el marido llega de trabajar, se tiene que desvestir todo, poner la ropa en la lavadora, mientras él va y se baña, todo esto antes de tener contacto con su esposa e hijo. De hecho, si pudieran, quemarían la ropa, pero la economía no les da para tanto.

Antes del Corona Virus veíamos a esas mamás exageradas que limpiaban a sus niños a cada rato, sin permitirles jugar o ensuciarse. Todos conocemos a alguna mamá neurótica que, si pudiera, metería al hijo en una burbuja para que no interactúe con el ambiente. El problema es que con tanto miedo, esas señoras ahora van a ser la norma en lugar de ser la burla.

Cuando la gente está asustada no piensa (y venga, no es como que antes le echaran muchas ganas tampoco ¬_¬), sólo se dejan llevar como borreguitos por lo que dice el pastor. Así que el exceso de información puede crear creencias muy pendejas dentro de la sociedad como que gente tan poca agraciada como Paulina Rubio, John Legend o Lady Gaga son de las personas más atractivas del mundo, o que unas huevonas sin talento sean de las celebridades más admiradas, como las Nalgashian (aunque a las Jenner sí les daba con singular alegría H_H . . . . ejem . . . pero ése no es el tema).

Mucha gente sensata que conozco y respeto, tristemente, está ahogada en el profundo pánico, pavor o terror que les ha provocado el exceso de información. De hecho me sorprende verlas tan desencajadas, esto por la serenidad y aplomo que normalmente les reconozco. Aunque entiendo que cada cual tiene sus motivos para estar asustado (familiares mayores, enfermos o su propia salud en riesgo).

El problema con mi propio nivel de sensatez es que, a partir de este punto del ensayo, no sé si la recuperé por completo o ya carezco de ella. Así que empecemos con los temas polémicos de esta "pandemia" (Sí, así entrecomillado).

Las supuestas Conspiraciones

A ver, vamos a aclarar algo: No manejo el nivel de pendejez para creer lo del robo del líquido de las rodillas o negar la existencia del virus, tampoco soy del movimiento antivacunas (aunque seguramente este escrito va a sonar a algo así). No, no manejo un nivel tan bajo de pendejez, digamos que el mío está un poco más arriba de eso.

Hace unos días, en un grupo de Whatsapp, uno de mis amigos empezó a enviarnos distintos artículos y vídeos que mencionaban que los círculos del poder mundial propagaron el Corona Virus para acabar con los grupos más vulnerables como los ancianos (para que no cobren su pensión), embarazadas (para que ya no nazcan tantos bebes) o los enfermos crónicos (para enfocarnos en los miembros productivos del mundo). Algo que suena muy similar a la táctica de limpieza de Hitler en la segunda Guerra Mundial. Como queremos mucho a mi amigo, le dimos por su lado y nadie le hizo un comentario burlón, aunque cada cual se rio por su cuenta.

Luego recibí otro vídeo, en donde entrevistan a distintos doctores gringos que aseguran que están inflando las cifras de muerte por COVID-19 ya que les pagan por ello y esto es para crear terror en la población, ya que eso conviene a grupos de poder. Aunque ya había escuchado algo de eso, de gente que tiene contactos con doctores aquí en México, me pareció poco creíble, porque deberías hacer partícipes a los galenos alrededor del mundo.

También están los que dicen que el virus fue creado en un laboratorio, lo cual ya fue desmentido por especialistas, PERO apenas vi los datos de una investigadora que decía que los virus animales no mutan tan rápido (una década) para que se transmitan al humano, ya que eso toma por lo menos 800 años. Así que admite que el virus ya existía, pero lo mutaron artificialmente para que atacara a los humanos, y da datos de que fue en complicidad entre China y USA.

Entre tanta basura que recibo, esa nota me hizo click, porque tenía lógica con los intereses de las grandes corporaciones y la ganancia que obtendrían con las vacunas. Sobre todo por algunos datos que me parecían muy congruentes, así que esto me hizo sospechar que hay gato encerrado en esta situación, sobre todo por la sobreexposición de los medios.

El negocio de las vacunas

Sé que las grandes corporaciones suelen ser despreciables, inmorales y desleales con la humanidad, mientras ellos ganen no les importan los demás. También sé que los medios de (des)comunicación o manipulación siempre están al servicio del mejor postor para guiar el comportamiento de las masas.

¿Por qué exagerar un Virus que no es tan letal? Porque hay un interés detrás: las vacunas.

La vacuna puede estar disponible entre seis meses y dos años, o eso es lo que dicen en lo que asustan a la gente al dar cifras diarias de nuevos contagios y acumulación de muertes. ¿Saben lo que la gente va a pagar una vez que esté descubierta la vacuna? Es como preguntar ¿Cuánto vale tu vida? Ya que muchos en verdad creen que está en peligro de muerte, aunque en realidad sólo un porcentaje pequeño lo está.

Y es que el plan es perfecto: saca un virus modificado, suéltalo en la población, sobredimensiona sus alcances, para la economía argumentando una pandemia (con el 0.0025% de muertes ¬_¬), tenlos a todos ansiosos, miedosos y encerrados en espera de una vacuna.

Pero esto no termina aquí, ¿Saben el impacto que tiene el miedo, preocupación y confinamiento en el sistema inmune? Lo debilita, cuando salga la gente de la cuarentena se va a empezar a enfermar de muchas otras cosas, lo cual va a confirmar sus miedos, así que más ansiosos van a estar porque sus "salvadores" les traigan las vacunas, así que pagaran lo que sea con tal de "salvarse".

"¿Y si yo salgo y me contagio para inmunizarme de la enfermedad?" es un movimiento que cada vez tiene más adeptos, así que recientemente el instituto John Hopkins, que es como la autoridad en esta "pandemia" junto con la OMS, ya dijo que no hay que valerse de la inmunidad generalizada o inmunidad del rebaño.

Y venga, que el sentido común diría "Hay que hacerles caso, son una institución respetable" pero, a estas alturas, me preguntaría quiénes son sus principales patrocinadores y qué intereses representan, porque al final ellos también están contribuyendo a toda esta sobredimensión de la mal llamada "Pandemia".

Pero hasta aquí de conspiraciones, ahora vamos a México, cuya realidad es diferente al resto de países, en gran parte por la indiferencia de la mayoría de la población y por el gobierno inepto que tenemos.

México debe terminar la cuarentena

Como es de todos sabido, dos tercios de la población mexicana no está respetando la cuarentena, por lo cual no tiene mucho caso que el tercio restante la mantengamos ya que cuando finalmente salgamos, nos vamos a infectar como el resto.

Si a eso le agregamos que todavía faltan (por lo menos) seis meses para la famosa vacuna, no vamos a aguantar medio año encerrados, así que tenemos que salir y que la inmunidad generalizada haga su chamba, así como el sistema inmunológico de cada cual. A los únicos que dejaría en cuarentena son a los grupos de riesgo, por obvias razones.

Adicionalmente, otra que no va a aguantar es la economía, misma que se debe reactivar a la brevedad, y más en un país tan mal gobernado como México, en donde los dirigentes no apoyan al empresario, por lo que se deben rascar con sus propias uñas.

Así que no sirve de mucho vivir encerrados porque, cuando finalmente salgamos, estaremos desempleados y moriremos de hambre o asesinados por los altos niveles de delincuencia que va a haber con tanto desempleo.

Obviamente no toda la actividad económica se ha detenido, pero el daño a la economía mexicana puede ser irreversible, y más considerando los golpes que El Cacas AMLO nos ha dado con sus decisiones pendejas. Así que va a haber repercusiones sociales, económicas, psicológicas y demás que pueden resultar profundas y letales.

El modelo sueco

Como ya se sabe, Suecia no ha parado actividades, confiando que en la inmunidad del Rebaño hará efecto en su población, así que proyectan una disminución paulatina de casos a partir de Junio y sin grandes daños a su economía.

Aunque no somos iguales que Suecia, porque nuestro sistema de salud es un chiste, la gente no es educada ni respetuosa y no tenemos su disciplina o respeto como nación, en realidad a México no le queda otro camino que confiar en nuestro sistema inmune, y es que las condiciones están puestas.

Por un lado, la mayoría de la población desestima la letalidad del virus (algunos ni siquiera creen que exista) y no les vas a sacar esa idea de la cabeza. Por otro lado, el gobierno no tiene suficientes pruebas para identificar los casos, además de maquillar las cifras, así que la gente en realidad no está muy preocupada por el COVID-19.

Justo ahí podemos explotar nuestra ventaja competitiva como raza. Y es que el mexicano, en general es como un perro callejero, el cual come porquerías, está malnutrido, todo maltratado y, de alguna manera, sobrevive.

Eso es algo en que casi nadie nos gana en el mundo: sobrevivir. De hecho, si hubiera una guerra nuclear, estallara Yellowstone o cayera un meteorito, estoy seguro que sólo las cucarachas y los mexicanos sobreviviríamos.

Ya quiero ver que alguien más viva lo que experimenta un mexicano estándar con corrupción, contaminación, inseguridad, falta de higiene o insalubridad, comer en la calle, etc. Estamos hechos para sobrevivir y este virus no va a acabar con nosotros.

Lo mejor es salir, contagiarnos y que el sistema inmune haga lo suyo. Obviamente no podemos ser tan desobligados, por lo que hay tomar las medidas de prevención e higiene (mascarillas, distancia, lavado de manos, etc.), pero ya no podemos detener la economía, ya que el desempleo y, en consecuencia, la inseguridad, se están disparando y eso va a resultar más letal que la muerte del 0.0025% de la población.

"Pero Hebert" dirá alguna alma preocupada y sensata "La gente va a seguir muriendo por el COVID-19" y yo contestaría "¿Acaso no están muriendo ahora?" en realidad no sirve de mucho que un tercio de la población mantenga el confinamiento, de hecho todos los días muere gente por diabetes, paros cardiacos, accidentes, homicidios y demás, y no los veo muy preocupados por ello, ¿acaso unas muertes valen más que otras?

Pero no sólo es la cantidad de muertos, sino que siguen muriendo mientras tenemos paradas empresas y negocios "no esenciales" y me pregunto ¿Acaso no es esencial que todas esas familias, dependientes de dichos negocios y empresas, coman?

Tal vez alguien se enoje con este escrito y desee mi muerte y la de mis seres queridos; y sí, algún día todos vamos a morir. Sé que mi madre es grupo de riesgo y no puedo hacer mucho para cuidarla más que hacerle recomendaciones a la distancia pero, lo más probable es que todos los demás muramos de otras causas, no por un virus con una tasa de mortandad tan baja.

¿Somos mi mamá, el Sr. Maher, yo y todos los que apoyen el método de la inmunización generalizada unos salvajes? Probablemente. ¿Son soluciones de un mundo que ya no existe? Sin duda alguna pero, no por ello no quiere decir que no sirvan, y, muy probablemente, sean más efectivas (y menos frustrantes) que quedarse encerrados presas del miedo a ver cuándo alguien encuentra una vacuna.

10 de Mayo del 2020.

El sistema inmune contra el Corona Virus.

¡Ay! Cómo extraño mi blog clandestino cuando tengo que escribir de temas tan incómodos, pero ni modo, las cosas como son.

Antecedentes de este escrito

Me costó mucho decidirme a redactar este texto. Verán, muchas veces creo estar del lado sensato o inteligente de la raza humana, y estoy consciente que lo expresado a continuación será considerado por muchos como estúpido, irresponsable, inhumano y demás "linduras" pero, a pesar de ello, creo firmemente en lo que voy a escribir.

Sé que no será algo popular pero he aprendido a decir lo que siento siempre que puedo, obviamente hay ámbitos en los que no puedo hacerlo porque resultaría contraproducente pero, por lo menos, este blog me ofrece una alternativa de desahogo.

Antes de empezar con propiedad recalco, así como lo hice en el escrito anterior sobre este tema, este ensayo está enfocado a la realidad mexicana, en dónde sólo un 35% está respetando la cuarentena, mientras que el otro 65% sigue con su rutina de la manera más normal que pueden.

No dudo que en otros países se están haciendo mejor las cosas (hecho que no es TAN difícil de lograr considerando el gobierno que tenemos por acá), pero como no conozco a la perfección lo que andan haciendo por otros lados, me enfoco a mi país.

La última generación resistente

Decía Darwin que las especies que prevalecen son las que mejor se adaptan a los cambios en su ambiente. Como se ha dado el manejo con esta cuarentena, no nos estamos adaptando al virus, sólo lo estamos evitando, así que cuando vengan otros más violentos, no vamos a tener cómo defendernos al inutilizar nuestra arma principal: el sistema inmune.

Como comenté en el escrito anterior, fui formado para que mi sistema inmune se fuera fortaleciendo a lo largo de los años. Sin embargo, muchas de las costumbres que se tenían en mi niñez se han ido perdiendo, ya que ahora las mamás son más cuidadosas con sus hijos, por no decir paranoicas y neuróticas.

Todos hemos visto una de esas mamás insoportables que ya andan limpiando al niño al primer contacto con tierra y mugre, y que los andan controlando hasta en el más mínimo detalle para "protegerlos" sin saber que sólo están criando a unos blandengues.

Eso lo veo con los Millennials, que son la primera generación que crecieron con esta sobreprotección generalizada, así que he constatado a lo largo de los años como los tira una gripita, una calentura o un dolor estómago, cuando en mi generación es común ir a trabajar (o a la escuela) con esos síntomas y no nos quejamos al respecto.

Y eso también lo veo con los más jóvenes, en donde los chamacos de ahora están grandotes y bien desarrollados, pero toda esa fortaleza física aparente no se traduce en una salud potente, porque cualquier cosita lo manda a la cama.

Los niños de ahora son tan débiles que, me decía una doctora, ya no es posible esa práctica materna de llevarlos a contagiar adrede (como la varicela o sarampión), ya que recientemente intentaron hacer eso con un niño y su sistema inmune no respondió bien y se les murió. ¿Por qué? Por la excesiva sobreprotección materna, traducido en exceso de cuidados y medicinas, que no les deja desarrollar defensas.

Es factible que la Generación X haya sido la última con un sistema inmune fuerte, producto de la visión de lidiar con la mugre, los gérmenes, el polvo y demás riesgos al momento de ir formando niños fuertes y, consecuentemente adultos sólidos.

Las madres de ahora no tienen sentido común ni visión a largo plazo, no se dan cuenta que al limpiar, todo el puto tiempo, al pobre chamaco no lo deja desarrollar defensas, lo cual lo va a debilitar en el futuro, y como no va a estar ella presente para andarlos protegiendo a todas horas, cuando crezca va a ser alguien frágil y propenso a sucumbir por cualquier enfermedad.

Esas señoras (y me enfoco a las mamás que son las más neuróticas con el cuidado de los hijos) no dejan que sus engendros enfermen de pequeños, ya que al primer síntoma de enfermedad los atascan de medicinas en lugar de dejar que su sistema inmune haga su chamba, así que éste se empieza a atrofiar.

Obviamente no quiero que lo dejen morir, pero sí que tengan la paciencia para "medirle el agua a los tamales" y saber cuándo es necesario llevarlo al doctor o no. Incluso hay galenos con el suficiente sentido común para decirles que sean pacientes y que dejen que se curen solos, pero también los hay que aprovechan la oportunidad para incrementar sus ingresos y les dan alguna medicina para apaciguar la neurosis materna.

Gracias a esas señoras, los niños no están creando inmunidad, lo cual está gestando un mundo con una salud frágil. Al no darle chance al sistema inmune de fortalecerse, resultará contraproducente para la salud futura de sus engendros. No en vano nuestro ADN está compuesto en un 8% por bacterias y virus que hemos derrotado a lo largo de la historia, así que es parte de ese proceso natural que ahora estamos empecinados en cortar.

Es como que cuidasen a sus hijos de cualquier experiencia negativa para que no sufran, el problema es que dichas experiencias van a venir tarde o temprano, pero como estuvieron de sobreprotectoras, ellos no sabrán cómo afrontarlas ni cómo lidiar con el dolor producido, ni cómo enfrentar la adversidad.

Y justamente por eso a los Millennials (y de paso a los Centennials) ya se les conoce como la generación de cristal: ya que no sólo son frágiles por fuera sino lo son aún más por dentro. Y es que la vida se trata de ir enfrentando problemas de todo tipo, para ir creciendo con ellos y ser una persona más madura, experta y sólida para afrontarlo que te queda de existencia.

Enfocándonos en la situación actual con el Corona Virus, es obvio que nadie quiere morir, y ciertamente con la cuarentena se van a disminuir las potenciales muertes, pero a largo plazo, nos estamos condenando como humanidad para futuras enfermedades que no siempre podremos evitar. Aunque, siendo honestos, ciertamente ya estamos condenados desde hace tiempo, así que probablemente no afectemos mucho el resultado final.

La ruta de la pandemia

Salgo a correr cuatro veces a la semana, cuando no tengo trabajo hago una ruta larga por el circuito que hay en el periférico, en el cual alguien graffiteó en su entrada "La ruta Pandemia", lo cual me hizo mucha gracia por ocurrente.

Y es que algo que me he dado cuenta con la gente que corre y que anda en bici en dicho lugar es que el 70% de los que nos ejercitamos no llevamos mascarilla: ni en el periférico, ni en la Atlixcáyotl, ni en el parque del Atoyac.

Hasta dónde leído, esto es posible porque mientras las personas vayan solas y al aire libre, manteniendo la distancia, el riesgo de contagio es casi nulo, pero además veo otro factor adicional y muy potente: la libertad.

Ahora que uno necesita mascarilla para entrar a casi todos los sitios cerrados, el andar sin ella es una verdadera alegría. Obviamente hay sitios más concurridos en donde ves a más gente con mascarilla así que te la pones, porque es más difícil mantener la distancia en dichas aglomeraciones.

Y ahí pasa algo bien curioso, porque el uso de la mascarilla parece que te da una superioridad moral sobre aquellos que no la llevan, así que los pocos que la llevan, ni te voltean a ver, como si fueses un leproso o un criminal. Lo curioso del asunto es que la gran mayoría de los que no la llevamos nos saludamos con efusividad, casi como si fuésemos amigos, lo cual interpreto con un sentimiento de "Hola Amigo, ¡disfruta la libertad!"

Estar encerrado no es vida. He platicado con personas que están agobiadas y aterrorizadas con un virus que no es tan letal como lo hace ver la información excesiva. Gente que se está quebrando y su salud mental está muy mermada por el encierro, mismos que me confiesan que cuando tienen que salir les da tanta angustia que hasta lloran del miedo.

Estar encerrado te deprime y debilita, lo cual, irónicamente, te hace más susceptible a que te pegue el virus, y es que estar enclaustrado no es vida, si no pregúntele a un reo que no puede salir de su celda.

Mientras voy corriendo por mi ruta larga soy feliz de ir saludando a la gente, de ver los árboles, sobre todo en el parque del Atoyac que tiene zonas bien bonitas llenas de naturaleza, con sombras y pajarillos cantando, incluso hasta el olor del fétido río me hace feliz, ¿por qué? Por el sentimiento de libertad, por sentir el sol y el aire, por ver a otras personas corriendo y pasándosela bien como yo.

Si voy a morir por el COVID-19, lo cual dudo seriamente, prefiero haberlo hecho por salir a disfrutar del mundo, y no por haber estado encerrado en casa, por lo que me bajaran las defensas y por tomar un carrito contaminado en el súper. Si voy a morir será por estar viviendo, no por haber tenido miedo a la muerte.

¿Qué si le estoy buscando tres pies al gato sabiendo que tiene cuatro? No lo creo. Porque mantengo mi distancia, no ando abrazando y besando gente, no tengo contacto con nadie, no ando asistiendo ni promoviendo reuniones. Porque una cosa es tomar precauciones y otra muy distinta volverse un paranoico que tiene miedo a todo a su alrededor.

Es por ello que en casa mantengo mis hábitos de higiene intactos, nada de ese desperdicio insano de agua al lavarme durante un minuto las manos a cada rato y por cualquier motivo. No desinfecto las bolsas llegando a casa, no limpio los zapatos y demás actividades de gente paranoica.

¿Soy irresponsable? Depende a los ojos de quien, ¿de gente aterrada que ve moros con trinchetes? Probablemente. ¿Acaso quiero adquirir el Corona Virus? A un nivel sí, para desarrollar de una vez inmunidad y olvidarme de este tema, porque sé que tengo más de un 95% de probabilidades de sobrevivir, así que es una apuesta que estoy dispuesto a tomar, aunque no estoy tan desquiciado como para ir a un hospital a contraerlo, digamos que prefiero que el destino me encuentre en este tipo de casos.

¿Estoy loco? Probablemente, pero uno que está en paz y es responsable, porque mantengo distancia para que mi destino sólo sea propio y no afectar a nadie más. Porque una cosa son las locuras que haga con mi cuerpo y otra muy distinta que alguien más pague por mi osadía

¿Antivacunas de Closet?

Siguiendo con esa misma dinámica. No soy antivacunas, me parece una irresponsabilidad de los padres de niños que no les ponen todo el cuadro de vacunas. A pesar de que esté defendiendo el sistema inmune en este escrito, hay enfermedades como el sarampión, la poliomielitis o la viruela que ya fueron erradicadas, pero uno nunca sabe cuándo se puedan activar (Apenas en México tuvimos un rebrote de sarampión que no es tan letal como las otras dos).

Soy de la idea de que el niño, mientras esté bajo mi responsabilidad, debe tener sus vacunas completas y dejar que en otras enfermedades, no tan graves, actúe su sistema inmune (el mismo método que uso mi madre con nosotros).

Y aquí viene uno de mis valores anticuados provenientes de la religión: todo niño tiene derecho a crecer en un hogar que le indique que la heterosexualidad es lo normal, aunque sepa que también existe gente con otras preferencias sexuales. Pero no por el hecho que sepa que existen, debe criársele como uno de ellos.

Porque una cosa es que sepan (y respete) otras tendencias sexuales y otra muy distinta que se le críe como si eso fuese lo deseado. Ya de grande, si eso le nace, será gay, lesbiano o lo que su chingada madre se le antoje, pero ya adulto, y no meterle en la idea desde pequeño que eso es deseable.

De igual forma, los niños tienen derecho a una educación digna, tanto en casa como en la escuela, ya si de grande quiere ser una escoria como un narcotraficante, proxeneta, ladrón o diputado, ya será cosa del chamaco, pero tiene el derecho a tener las bases académicas para elegir el camino que quiera.

¿Y a qué viene todo este choro de papá amargado y chapado a la antigua que jamás va a ejercer? Volviendo a las vacunas, aunque recibí todas de niño, en mi vida adulta no soy fan de ellas, es más no recuerdo la última vez que me vacune de algo.

Ni siquiera cuando fue lo de la Influenza hace 11 años me vacuné. De hecho el IMSS va frecuentemente al trabajo a ponerla de forma gratuita pero nunca he tomado la oportunidad. Una vez le comenté a la enfermera encargada que nunca me la puse y me recomendó no hacerlo, porque seguramente mi sistema inmune ya estaba adaptado a la enfermedad; además de que la vacuna era un refuerzo para los que se la habían puesto antes (o sea que ya eran dependientes de ella).

Pero ya soy adulto y se podría decir que soy antivacunas conmigo mismo, porque soy independiente y sé aceptar las consecuencias de mis actos. Así que, cuando salga la vacuna contra el COVID-19 ¿me la pondré? Honestamente no lo creo, ¿por qué? No porque sea temerario (o tal vez sí), sino porque sé que la letalidad de este virus no es mayor de muchas otras causas de muerte con la cual convivimos a diario.

Hay que terminar con la cuarentena

Como mencioné en el escrito anterior de este tema: la cuarentena en México no ha servido de mucho, la gente sigue saliendo y se sigue infectando, así que los que sí estamos respetándola, cuando finalmente salgamos, también nos vamos a infectar, así que de nada habrá servido el encierro.

Lo que sí está afectando es la cantidad de empleos que se están perdiendo y la gente que está sufriendo. Según datos oficiales del gobierno, se han perdido un millón de empleos en estos dos meses de cuarentena que, sabiendo cómo se las gastan, los más probable es que la cifra sea mucho mayor (algunos dicen que en realidad es de 1.5 millones).

Si comparamos esa cifra contra los más de 7000 muertos que, otra vez, viniendo de nuestro corrupto gobierno lo más seguro es que sean el triple o el cuádruple, pues no hay comparación. "Es que Hebert, no mames, no se pueden comparar 28000 muertes contra un millón de empleos perdidos" y estoy de acuerdo en esa aseveración.

¿Saben cuánta de esa gente desempleada va a morir? Obviamente no toda, pero muchos se pueden ver en situaciones peligrosas como asaltos, asesinatos, secuestros, saqueos y demás. ¿Les parece que el 3% de ellos mueran por efecto indirecto del desempleo (o sea 30000 del millón)? Esto sin contar los problemas sociales que traerá tanto desempleado. Porque la desesperación de alimentar a una familia es grande, misma que puede desconocer cualquier ley o signo de decencia.

Me entristece escuchar a mi terapeuta compartirme que ya nadie va a verla, así que está buscando qué hacer para sobrevivir, o ver el negocio de exquisitas tortas al que voy cada sábado, sentaditos en espera de clientes cuando normalmente están en friega de tanto que tenían que vender. Al final va a morir más gente de hambre que por el famoso COVID-19 si seguimos con una simulación de cuarentena que de muy poco ha servido.

La cuarentena en México no sirve de mucho y sólo está causando desempleo, al cual el gobierno tampoco ayuda con sus decisiones pendejas que afecta un ambiente de inversión, pues lo más conveniente es terminar con esta pantomima y dejarnos salir a trabajar. A los únicos que mantendría en casa serían a los grupos de riesgo, ya que ellos tienen un peligro mayor.

Al final el mexicano siempre se ha rascado con sus propias uñas y el gobierno ya fingió que se preocupa por nosotros, aunque al final a muchos mexicanos les valió madres.

Vivir con miedo no es vivir

Finalmente, cuando salgamos, porque vamos a acabar saliendo porque no va haber vacuna pronto, se entiende que van a haber requisitos de protección: cubrebocas, distancia, gel antibacterial y demás medidas que todos conocemos.

Lo que no podemos permitir es que, cuando finalmente bajé el furor de esta enfermedad, que esto se quede en nuestras vidas. No podemos vivir para siempre usando mascarillas, con esa distancia social todo el tiempo, sin abrazos, sin besos, sin saludos ni cualquier contacto físico.

Está demostrado, y más en una cultura latina como la nuestra, que el contacto físico es muy importante para la salud emocional. Así que vivir sin tocar a los demás nos acabaría deprimiendo y volviendo locos (aún más de lo que ya estamos).

Y es aquí donde la imprudencia del mexicano va a jugar un papel preponderante. Y no sólo me refiero a todos los que andan diciendo que el virus no existe, que te andan robando el líquido de las rodillas, que es un complot para matar viejitos, gordos y enfermos, o que te controlan a través de la red 5G.

No, todas esas son viles pendejadas (o sea, obviamente también estoy pendejo por escribir esto, pero aclaro que hay niveles). Pero aunque sean pendejadas, al final son útiles: porque la gente sale, se enferma y propician la inmunidad de rebaño, que es lo que al final nos va a ayudar a vencer este virus, más que encerrarnos y huir de él.

El mexicano es imprudente y eventualmente va a botar las mascarillas, porque no va a aguantar sin contacto físico y emocional, sin fiestas, sin coger. Esto lo corroboré al momento de pagar mi despensa, cuando vi a dos cajeras, con todo y mascarilla, saludarse de beso y abrazo, lo cual me causó mucha gracia porque #1 de nada sirven las mascarillas si van a tener contacto y #2 Porque el mexicano va a acabar haciendo lo mismo ya que, si para algo somos "buenos", es para romper reglas, y eso acabará siendo nuestra salvación, aunque muchos lo vean como perdición.

En el corto plazo habrá muertes, pero a largo plazo será menos nocivo que mantenernos encerrados en casa por nada.

25 de Mayo del 2020

Observaciones de la Cuarentena

Algo que tenía claro cuando se empezó a alargar esta cuarentena es que no me debía acostumbrar a este estilo de vida pero, se ha prolongado tanto, que resulta imposible no hacerlo.

Confinamiento inesperadamente largo

Cuando salimos de la empresa, originalmente iban a ser sólo dos semanas de cuarentena. Hoy estamos cerrando la novena de confinamiento y todavía me faltan cuatro más (por lo menos).

Aunque el gobierno federal dijo que la economía se empieza a abrir el 1º de Junio, el estatal está liberando a la empresa donde trabajo dos semanas después, PERO como no podemos regresar todos por medidas de seguridad, los que tenemos Lap Top del trabajo nos vamos a quedar en casa todo Junio, en espera que nos dejen regresar a las oficina en Julio (si bien nos va)

Hablo por todos mis compañeros al decir que ninguno de nosotros estábamos preparados para ello. De hecho recientemente me pregunté "¿Habré dejado galletas en mi gaveta? ¿Ya habrán caducado? ¿Todavía estará buena la salsa que dejé en mi cajón?" pero en realidad hay temas más relevantes que, me parece, nos ha afectado a todos de una u otra manera.

Medidas en el trabajo

Cuando nos dejen regresar a las oficinas, tampoco va a ser tan sencillo, ya que van a haber distintas medidas como tomarnos la temperatura cuatro veces al día, mantener la distancia entre escritorios (así que un día será presencial y otro Home Office), mascarilla todo el tiempo, sin dispensadores de agua, sin cafeteras, lavarse las manos compulsivamente hasta terminarse el agua del mundo, nada de zapatillas (para mujeres), pelo recogido, no barbas, nada de ropa formal (corbatas, trajes, sacos, etc.) sólo prendas que se puedan lavar en casa y no tengan que ir a tintorería y demás.

No creo que a nadie les gusten estas acciones, pero son necesarias, y más en una empresa multinacional que está a la vista de todo el mundo. Seguramente si fuésemos un negocio pequeño al que nadie le pone atención, las medidas no serían tan estrictas, pero ése no es nuestro caso.

Ahora, no todo es malo, por ejemplo, dentro de las medidas está el salir de manera escalonada, esto para evitar que todos nos juntemos a la hora de la salida así que, en teoría, ahora sí podré irme en el horario que me corresponde (4pm).

La ropa

Otra potencial ventaja que veo, es que como ahora no van a permitir ropa formal, iré en playera, mezclilla y tenis a diario (y no sólo los viernes), lo cual pretendo que sea permanente. No niego que mi vanidad se nutre cuando voy formal, pero sin duda es mejor estar cómodo.

De hecho no he usado zapatos, pantalones formales ni camisas en dos meses y, como vamos, va a ser al menos otro mes más. Durante toda esta cuarentena he andado en bermudas, playeras y huaraches. La única ocasión en que uso tenis y calcetas es para salir a correr.

De igual manera no he usado perfume ni fijador para el cabello en dos meses, el desodorante es obvio que sí, además de que me baño diario (no entiendo como hay gente que admite que no lo está haciendo constantemente).

¿Volveré a usar trajes, zapatos, corbatas y camisas en mi vida? Honestamente espero que no, a pesar de que así fui aleccionado pero, tras dos meses de no usarlos, valoro más mi libertad y recuerdo cómo era mi estilo de vida antes de ello.

Hogareño

Algo que ya sabía, pero que sólo vine a corroborar en esta cuarentena, es que soy muy hogareño, porque no tengo problemas con quedarme en casa muchos días seguidos con tal de que pueda salir un ratito al día a que me dé el aire y el sol mientras estiro las piernas, ya sea para correr o salir a comprar comida.

Dentro de este estilo de vida en las últimas nueve semanas me he dado cuenta que el día que me retire, en verdad no voy a necesitar un auto para vivir. Obviamente sí lo uso, pero únicamente los sábados en que voy a lugares más retirados (normalmente terapias), adquirir comida más alejada de casa, comprar la despensa grande, y llenar el garrafón de agua.

De hecho mis fines de semana son el único remanente de mi vida antes de la cuarentena, ya que mis actividades siguen normales en dicho días. Y como el sábado es el único día que uso el auto, no le he echado gasolina en más de dos meses y, al paso que voy, todavía me aguanta el tanque otro mes más. Así que cuando me retire, creo que aprenderé a andar en bici para hacer todas mis diligencias lejanas y, de paso, ejercitarme.

Ejercicio

Hablando de ejercicio, cuando nos cerraron el club deportivo, pensé que no iba a poder sobrevivir sin gimnasio ni mis clases de insanity, pero me he acomodado bien. De hecho no me ha ido tan mal, ya que he bajado de peso, pero la verdad sí extraño ir al gym a saludar cuates, ver chicas sabrosas y molestar gente.

Pero aquí lo importante es la pérdida de peso, ya que en estas nueve semanas he bajado cinco kilos, poco más de medio kilo por semana. ¿El motivo? Por un lado estoy corriendo cuatro veces por semana y los otros tres días hago insanity en casa, pero creo que ése no es la razón principal ya que ése ha sido mi ritmo normal de ejercicio desde hace muchos años.

En realidad hay dos factores que me han ayudado a bajar de peso: el primero es que todos los días salgo a caminar a comprar mi comida, en cuya entrada me pongo el tapabocas, lentes, distancia y toda la protección necesaria para que me dejen entrar. Como la placita a la que voy está a 1300 metros, eso me ayuda a quemar calorías extras, así que estando en cuarentena camino más de lo que estoy en la oficina, y eso que normalmente procuro no pasar mucho tiempo sentado.

Mi alimentación

Pero eso no es tan importante como el segundo factor: como menos y sin agobio. Por ejemplo, en la oficina, como ya mencioné, hay alimentos que debo tener para mitigar mi angustia: como las palomitas, el café y las galletas. Ya que si no tengo carbohidratos a la mano, entonces voy a las maquinitas o tienditas para conseguirlos, así que prefiero tener mi dotación económica que compré de antemano, que pagar de más por el mismo resultado: tragar por desesperación.

Al estar en casa estoy menos angustiado y, porque al estar solo, nadie más me pega sus antojos o su humor, porque en el trabajo es común que la obesidad se comparta, ya que constantemente alguno trae comida para que traguemos y engordemos en equipo.

Eso no quiere decir que no coma pan y galletas, de hecho consumo casi a diario carbohidratos, pero en el desayuno y no los vuelvo a ver el resto del día. Ayuda mucho que tengo una gran cantidad de fruta en casa, lo que me ayuda a manejar mejor mi hambre. ¿El resto de mi dieta es saludable? Para nada.

El primer mes de encierro iba a una cocina económica en donde comía rico y barato, pero con la prohibición del gobierno, ya toda la comida es para llevar. Así que una vez a la semana me hago una Power ensalada, pero los otros seis días me la paso comiendo hamburguesas, tortas, pizza, tacos y demás, con la salvedad que no como muy tarde, además de hacerlo en proporciones medidas y, lo más importante, que todo lo compro a negocios pequeños, para fomentar la economía local, en lugar de comprarle a grandes marcas. Eso sí, la cena es muy ligera (salmón, pepino o jícama). Así que estando solo puedo mantener una dieta a mi gusto y, a pesar de ello mantener un peso saludable.

La calentura

Además tiene otra ventaja que vaya todos los días a comprar mi comida: la cantidad de mujeres atractivas que van a adquirir su despensa por las mañanas de entre semana es sobresaliente, así que veo muchas féminas apetecibles mientras hago mis compras.

Aunque no soy de coger mucho, lo cual explicaría el efecto de la abstinencia, la cuarentena tiene un efecto lascivo en uno, supongo que por esa prohibición de salir de casa, lo cual hace más deseable hacerlo.

Por ello la otra vez me preocupé, porque me encontré con un grupo de K-Pop llamado "Oh My Girl" que tiene algunas chicas bastante apetecibles (H_H). Me sorprendí porque me caga el K-Pop y, principalmente, porque se veían muy chiquitas pero, sabiendo que en Japón y Corea las personas no aparentan su edad real, chequé en Internet y me di cuenta que ya pasan de los 23 años, así que me sentí tranquilo de no estar (tan) enfermo.

Y sí, no voy a negarlo, sí me he autoerotizado durante esta cuarentena (no con las chicas de Oh My Girl, sino con porno convencional aclaro), pero no tanto como se podrían imaginar. En realidad, la masturbación no me preocupa mucho, porque al final acaba aburriendo y la dejas de ejercer durante periodos largos. Lo que más me preocupa es la procrastinación.

Depresión y Procrastinación

No me refiero a los días de Home Office, los cuales me mantienen casi tan ocupado como en la oficina, me refiero cuando llego a tener un día libre entre semana (y que me están pagando a la mitad). Eso días me digo "Voy a hacer muchas cosas" pero, cuando me doy cuenta, se me fueron las horas sin hacer nada de provecho.

Y ahí noto que sí me está afectando en algo el encierro, porque la procrastinación es falta de motivación y, eso significa que hay un nivel de depresión. ¿Por qué estoy deprimido? Las causas pueden ser muchas.

De entrada no me siento tan productivo como debería, y no hablo del trabajo, que para eso me pagan y es a lo que le doy prioridad. En realidad me refiero a mis intereses personales. Ya que, según yo, iba a leer y escribir mucho, lo cual no ha sido el caso, por la propia procrastinación que me hace perder el tiempo (o sea un círculo vicioso).

Viajes

También me preocupan mis viajes, por ejemplo el de Japón, que ha tenido sus vicisitudes, ya que aún me estoy peleando por el costo del vuelo de reposición con Expedia, además de que actualmente las fronteras del país del sol naciente están cerradas para mexicanos, cosa que espero que cambie en septiembre cuando es mi vuelo.

Para colmo el de Canadá ya también tuvo su dosis de estrés, ya que los vuelos me los pospusieron, porque dicho país también tiene las fronteras cerradas, así que ahora tendré que ir en el fresco Noviembre en lugar del caluroso Julio (tan sólo de imaginar la de falditas y shorts que me voy a perder, se me rompe el corazón -_-).

Así que ya arreglé dos de los tres vuelos, pero el de regreso aún no me lo puede programar Interjet hasta que abran la frontera canadiense. Y de los hoteles también ya los cambié. Y, aunque al inicio me cagó la medida, al final la agradezco, porque con el creciente número de casos en México, dudo que me hubieran dejado entrar a Canadá aunque llegaran a abrir sus fronteras.

También me preocupo por la NFL, por si va a haber temporada, en primer lugar y, en un lejano segundo, si las cosas van a estar normales para que uno pueda asistir a los juegos. Pero eso lo iré sabiendo con el paso de los meses.

Como pueden corroborar, no me preocupa el Corona Virus tal cual, como expliqué en mis dos ensayos anteriores, sino las consecuencias que está teniendo en mis planes. Es por ello que, ante la incertidumbre, he decidido que mis viajes del otro año sólo serán en México, ya que la recesión económica va a estar muy dura como para salir a gastar dólares al extranjero, además de que prefiero gastarlo en mi país que lo va a necesitar más.

Un trabajo que no apasiona

Supongo que eso me está afectando más de lo que me gustaría admitir: la falta de viajes. Y es que desde hace más de 8 años tengo un ritmo promedio de salir cada cuatro meses (a lo más), ya sea local o foráneo, de corta o larga duración, y ahora no he podido viajar para despejarme un poco.

Dicen por ahí que no te esfuerces tanto en diseñar unas vacaciones sino crear una vida de la cual no debas de huir. Y eso es verdad, porque mi trabajo no es mi sueño, pero me da de comer (y paga los viajes), por eso me esfuerzo y hago lo mejor que puedo para no darles pretexto a que me corran. Sin embargo es un hecho que no puedo ocultar: no me encanta mi labor actual.

Así que ése es el motivo de mi procrastinación: trabajar en algo que no me apasiona y, lo que es peor, tener el trabajo en mi casa. Y es que mi hogar es mi santuario, así que no me gusta tener la oficina en mi templo de paz pero, por el momento, no hay opción. Además no ayuda que me ponen juntas fuera del horario en que, supuestamente, laboro y atascarme de temas políticos que en realidad odio.

Procurando la paz

Es por ello que debo ponerme actividades y horarios para mantenerme ocupado, no pensar en aquello que me preocupa y me pueda enfocar en lo que me importa para tener la mente despejada. Así que a las 8pm dejo las pantallas de lado y me pongo a estudiar japonés, por lo menos media hora y, el tiempo restante lo utilizo para leer. Eso me ha ayudado ya que a la hora de dormir, concilio el sueño mejor y me puedo levantar temprano para hacer ejercicio.

Ésa es una gran ventaja que tengo de vivir solo: puedo disponer libremente de mis recursos para asegurarme una salud mental aceptable mientras dura esta situación, ya que tengo mi espacio, mi tiempo y mi silencio.

Podrá sonar exagerado, pero no saben el gran tesoro que nadie te esté chingando. Lo sé porque luego, en juntas, escucho como mis colegas están gritándoles a sus hijos que se callen, pero con un tono que se nota que ya están hartos unos de otros ante el encierro.

El confesionario

Pero no sólo ahí me doy cuenta. Más o menos, desde la tercera semana de encierro, no pasan más de tres días sin que alguien me contacte, y no me refiero a memes, sino a llamada, video llamada, chat o cualquier forma que tengan para platicar conmigo.

Es curioso que muchos lo dicen "para ver si estoy bien" ya que vivo solo pero, conforme avanza la plática, me doy cuenta que en realidad ellos quieren tener alguien diferente con quién hablar y desahogarse además, como saben que tengo una visión más cínica, sarcástica y negra de ver la vida, pueden confesarme netas que han ido cargando y que no pueden decirlas en casa, así que les sirvo como su bote de basura.

¿Escuchar tantas confesiones y servir de recipiente de sus malos pensamientos no me cansa? A un nivel es factible, pero como he aprendido a no engancharme con lo que me cuentan, pues lo dejo pasar y ya, el problema no es mío, así que lo veo como un obsequio de mi tiempo para que ellos se sientan mejor.

En fin, por lo menos todo Junio seguiremos encerrados en mi trabajo, así que ya estoy adaptado a este ritmo de vida por lo que, cuando finalmente regresemos, veré cómo me acomodo a esta "nueva normalidad".

31 de Mayo del 2020

Acostumbrado al Home Office

La semana pasada reinició la actividad en la empresa, pero sólo con un tercio del personal, el más necesario para la producción. Es por ello, que al ser administrativos, muchos vamos a seguir trabajado todo Junio y Julio en Home Office y, dependiendo de cómo se vayan dando las cosas, nos irán reincorporando físicamente a la oficina.

Nueva rutina

Honestamente ya ni me molesta prolongar el Home Office y es que, tras 12 semanas en cuarentena y, a falta de otras seis en casa, es imposible no hacerse de nuevas rutinas que le den algo de orden y sentido a tu existencia.

Por ejemplo en mi nueva rutina no uso el despertador, aunque me sigo levantando a las 6AM (hasta eso mi reloj biológico se mantiene firme), tampoco hay ropa formal (sólo bermudas, playeras y huaraches), sólo manejo los Sábados, día para el cual dejo casi todos los pendientes, y qué bueno que puedo manejar, porque creo que ya se me hubiera olvidado a este ritmo.

Ciertamente hay días buenos y días malos en el Home Office, lo cual no cambia porque ya no esté en la oficina sino en la casa. Pero al final es trabajo y soy afortunado de tener uno tan bueno, así que debía mentalizarme para disfrutarlo o, por lo menos, no sufrirlo (tanto).

Ejercicio y alimentación

En cuanto a ejercicio, al inicio me hacía mucha falta la unidad deportiva, en donde tenía mis clases de Insanity, así como la alberca para nadar, sin embargo me he adaptado muy bien corriendo cuatro días a la semana y los otros tres con rutinas que veo en Internet, y siempre le varío para no aburrirme.

De hecho con la corrida, también le voy cambiando a las rutas para que tenga diversidad y no me harte. A excepción de los Lunes, los otros seis días me ejercito tempranito, lo cual me permite dedicar las tardes a escribir, estudiar japonés y leer, por lo que concilio mejor el sueño.

Pero no sólo es el ejercicio intenso el que me ayuda, ya que también disfruto salir a caminar para comprar mi comida, estirar las piernas y me dé el sol del mediodía. Como el estrés ha bajado mucho desde que no voy a la oficina, me es más fácil tener hábitos saludables de alimentación, comiendo más frutas y verduras, así que mi hambre está a niveles sanos, al no tener una ansiedad que la avive.

De hecho creo que mi cuerpo se está limpiando, por ejemplo, no había tomado café desde el último día en la oficina, así que apenas me tomé uno y mi estómago se sintió mal, porque ya se había desacostumbrado a su efecto irritante.

Imposible no acostumbrarse

Dentro de esa nueva rutina, ya hay gente que me reconoce y me saluda con familiaridad, como los vigilantes del fraccionamiento, los de la comida, los del súper, los de la panadería, los de la farmacia y toda esa gente que antes no me ubicaba por verme esporádicamente.

Y no soy el único, porque muchos de mis compañeros ya me comentaron que están adaptados a su nueva vida haciendo Home Office, de hecho muchas (porque sólo las mujeres me lo han confesado) no quisieran regresar a la empresa y quedarse en casa trabajando.

Es por ello que, previniendo que nos pongamos cómodos, ya dijeron los altos mandos que ni nos acostumbremos porque esto sólo es por la emergencia sanitaria, que después todos volveremos a estar físicamente en las oficinas. Pero, ¿cómo esperan que no nos acostumbremos si nos la vamos a pasar con este estilo de vida cuatro meses?

Entre conspiraciones y paranoias

Ahora, eso es en el aspecto vida cotidiana, pero ¿Cómo va la percepción del COVID-19 en México? Creo que no todos están llevando el encierro tan bien como yo ni se han podido enfocar, por lo que ya les está afectando su percepción de la realidad, ya que las teorías de conspiración están a la orden del día.

Lo que me llama la atención es que son varias y distintas las personas me siguen dando datos de conspiración: que si el gobierno está matando a la gente, que si les pagan a los médicos por asesinarlos, que si venden sus órganos, que se quieren ahorrar las pensiones, que si Bill Gates, George Soros y demás magnates están detrás de todo esto.

Ahora, por experiencia sé que si el río suena es que agua lleva, y sí creo que hay algo turbio detrás de todo esto, de ahí la cobertura excesiva y nauseabunda del tema, pero como no sé qué tanto es real y qué tanto es pachequez, mejor me mantengo algo escéptico de lo que me mandan, aunque hay cosas que sí suenan muy convincentes.

No quiero ser un "chairo de Corona Virus", pero tampoco estoy totalmente convencido de la total veracidad de los hechos informados, pero dentro de mí sé que hay algo que está mal dentro de toda esta situación, como ya expliqué en escritos anteriores.

Lo que me impide entregarme a las teorías de conspiración es que tengo una amiga que está en un hospital público, así que me va diciendo la cantidad de muertos al día y que ya hasta doctores están muriendo. Y honestamente no la creo capaz de ser parte de complots para asesinar gente.

Lo que sí es un hecho es que, con tanta información y desinformación, honestamente uno ya no sabe a quién hacerle caso aunque, el sentido común diría que los que están preocupados por el COVID-19 son lo que están más cerca de la verdad, pero no al nivel de paranoia que manejan los medios.

Personalmente mantengo mi postura: sí es un virus que puede matarte, como muchos otros con los cuales convivimos desde siempre, así que se está sobredimensionando su alcance, ya que la cantidad de muertos sigue siendo bastante menor a otras enfermedades con las que lidiamos a diario pero, como es la de moda, les encanta asustar a la gente y ésta que se deja.

Abriendo la economía

Nuestro gobierno tan "capaz", está tomando una decisión que apoya mi postura, aunque no por los motivos correctos. Así que ya están abriendo la economía, a pesar de que el pico de contagios está al máximo pero, seamos honestos, aunque han medio intentado salvar a la gente, al mexicano le vale madres cuidarse, así que como la economía ya no aguanta más cuarentena, y la gente no quiere ser "salvada", pues hay que reactivar la actividad, lo cual hizo poner el grito en el cielo a los que están asustados, pidiendo algo de solidaridad al mexicano, lo cual es irrisorio.

Aunque hay una creencia generalizada de que el mexicano es solidario, yo no lo veo así. No dudo que hay gente generosa en México, pero la realidad es que la mayoría somos egoístas y sólo nos atrevemos a dar lo que nos sobra o si nos trae algún beneficio de imagen.

¿Y en que me baso para afirmar eso? En las dinámicas sociales entre nosotros mismos, en donde jodemos a quien se deja y no ayudamos a quien lo necesita (como la clase baja), lo que nos importa es mantener nuestros privilegios sin importar que al resto le vaya de la chingada.

Algunos de mis contactos se quejaban de que abrieran la economía, pero les hice ver que a ellos les siguen pagando, porque siguen trabajando desde casa, así que no se deben preocupar de qué van a comer ese día. Pero hay mucha gente que va al día y que la cuarentena les está dando en la torre.

Gente en apuros

Por ejemplo, algo que me han recalcado mucho en la empresa es que, para cuidarnos, no debemos consumir comida en la calle y que, de preferencia, nos hagamos de comer en casa. Aunque ciertamente me hago ensaladas y tortas en casa, también le hago el gasto a varios puestos de comida: tacos, tortas, hamburguesas y pizzas, para ser especifico, una vez a la semana a cada cual ¿por qué? Porque ellos también necesitan vivir, necesitan vender para comer.

Ahora, no quiere decir que sea un excelente humano por hacerles el gasto, porque no lo soy, pero es una ayuda para ellos y es práctico para mí al ahorrarme la hueva de prepararme algo. Creo que sin tener que ser la madre Teresa de Calcuta, podemos ayudar de a poco, en lugar de dejarnos apanicar tanto por el virus.

Y es que hay mucha gente que perdió su fuente de ingresos. Por ejemplo, el de las aguas de coco, al cual le compraba cada sábado, desde que empezó la cuarentena ya no se pone. Recuerdo que, la última vez que le compré, me dijo que la situación estaba crítica para él. Así que cada vez que paso por donde debería estar su puesto, me pongo un poco triste y me pregunto de qué estará viviendo el señor.

Lo mismo pasa cada vez que voy a la Gran Bodega, en donde mandaron a los empacadores (y no de Green Bay) a sus casas por ser grupo de riesgo. Así que pusieron botes para recaudar las propinas y la tienda se comprometía a duplicar la aportación para repartírselas. Recuerdo que las primeras semanas los botes estaban llenos pero, conforme fue pasando el tiempo, la gente cada vez aportaba menos, de hecho hoy en día están casi vacíos, porque ya somos pocos los que donamos.

Algo similar pasa con el lavado de autos al que voy. Por ejemplo llevé el coche y los chicos se pusieron muy felices, porque no habían recibido casi a nadie. Al ver la emoción y esmero con el cual limpiaron el coche, hasta les dí el triple de propina, que sé que no les va ayudar mucho, pero es una pequeña aportación en esta difícil situación.

Relajación endémica mexicana (o "valemadrismo")

Y ésa es la gente que veo, imaginen la cantidad enorme de personas que perdieron su fuente de ingresos y que no pueden encontrar otra porque la economía está parada. Es por ello que abriría TODA la economía de golpe y haría obligatorio el uso de la mascarilla (con multas a quien no la porte), así sería más fácil controlar la situación en lugar de medio cerrar y medio abrir, porque no resuelves ningún problema, ya que la gente se sigue infectando y, al mismo tiempo, no tiene fuente de ingresos.

Además de nada han servido las medidas tibias, no sólo por la incapacidad del gobierno, sino porque no se puede confiar en el sentido común del mexicano, ya que nunca ha existido. Que las empresas y negocios tomen sus medidas y que la gente sea responsable de su propio cuidado, ya que se ha demostrado que no obedecen (ni obedecerán) las medidas impuestas por el gobierno.

Y es que, desde que permitieron a algunos giros reactivarse, la gente ha relajado mucho el cuidado, ya que cada vez veo a menos usando cubrebocas, y sólo lo usan cuando entran a algún sitio que lo pide de manera estricta. También he visto que mis vecinos hacen reuniones (y de varias personas) con singular alegría.

De hecho, cuando salgo a correr, veo un buen de tráfico (tanto vehicular como peatonal) y el cielo se ve igual de contaminado, así que no es como que la gente haya parado. Supongo que entre los que creen en las conspiraciones y los que ya no aguantan más económicamente, las personas están desesperadas por salir, y ya lo están haciendo, con o sin consentimiento del gobierno.

Y no los culpo, personalmente me pongo el cubrebocas porque así me lo piden para entrar a ciertos lugares, pero siempre que puedo no lo uso, especialmente cuando voy corriendo muy temprano y sin nadie a mí alrededor.

Viajes en vilo

En cuanto a mis viajes, aunque aún falta para mis vuelos, sí estoy al pendiente, y es que recientemente tuve que posponer también el de Canadá, que ahora será en Noviembre y no en Julio. De hecho creo que mi existencia sería más tranquila sin la incertidumbre de los viajes "¿Podre volar? ¿Abrirán las fronteras? ¿Podré visitar todo?"

De no ser porque no me devuelven el dinero, la verdad ya hubiera cancelado ambos viajes, y no porque no quiera ir (que lo anhelo con todo mi ser) sino por la hueva de las medidas de seguridad que están proponiendo para volar, además de ver si efectivamente podré irme o no.

Y es que con las nuevas medidas, parece que ya no van a dejar llevar maleta de mano, lo cual no me afecta para Canadá porque es una sola semana y no planeo comprar muchas cosas, pero en Japón me quita capacidad para comprar todas las cosas bonitas que me encuentre -_-. Pero sé que finalmente voy a volar y, a pesar de las restricciones, lo voy a disfrutar.

Eso sí, en lo que va bajando la paranoia, para el 2021 no planeo ir al extranjero y, en su lugar, viajar dentro de México, ya que es más barato, apoyo a nuestra economía y, conociéndonos, esas medidas de seguridad valdrán madre en menos de seis meses, así que podré viajar con más libertad que en el extranjero.

La hueva de la nueva normalidad

Y es que la vida se va a tornar una hueva con esta nueva normalidad, por ejemplo, veo las medidas que están tomando para ir al cine y, honestamente, no motivan mucho para visitarlos, así que hará falta un buen filme de Anime, o algo que en verdad me inspire, para ir a vivir esa experiencia de hueva en la sala.

De las medidas que no me voy a poder librar son de las del trabajo, cuando finalmente regrese, por eso ni me enojé cuando me informaron que me quedo todo Julio en casa, porque quiero aplazar todo lo que se pueda esa monserga de tomarse la temperatura, sanitizar todo, mantener la distancia, nada de cafeteras, comer aislados, limpiar zapatos y más de 200 medidas que la empresa tomó para que nos dejaran reiniciar con la producción.

Personalmente, como soy partidario del sistema inmune, mantengo mis hábitos de higiene estándar en casa: nada de gel antibacterial, nada de lavarse las manos como poseído, nada de sanitizar tus compras, ni cambiarse ropa al llegar y tantas medidas paranoicas que les han infundido a la gente que se deja espantar. Obviamente en el trabajo las voy a tener que seguir y respetar, porque de lo contrario me corren, pero no es algo que me haga feliz.

Eventualmente regresaremos

Lo único que me va a alegrar, el día que finalmente regrese a la oficina, es ver a la gente que aprecio, como Les o el Poke. Por ejemplo, la otra vez escuché la voz de Les por Skype y casi no la reconocía, y es que de casi convivir a diario, ya sólo nos mensajeamos, pero no platicamos en persona como solíamos hacerlo.

En lo que llega ese día, seguiré gozando mi Home Office, porque aunque esté solo, la verdad lo mío no es cuarentena sino gran parte de mi rutina normal, así que se me facilita esperar a que volvamos a la normalidad paulatinamente.

21 de Junio del 2020

Reflexiones desde la cuarentena

En tres semanas, en teoría, voy a regresar a la oficina.

Iniciando la "nueva" normalidad

Ya nos dijeron que no al 100%, porque no podemos estar todos al mismo tiempo, así que serán unos días presenciales y otros en Home Office, pero eso ya es ganancia, ya que significa que cada vez estamos más cerca de regresar a la normalidad o, como dicen los políticos, a la "nueva" normalidad.

Ya estoy viendo que esa "nueva" normalidad sólo va a durar unos meses antes de que volvamos a la verdadera normalidad, o sea la que acostumbramos, porque así funciona el valemadrismo del mexicano, propiciado que tenemos memoria muy corta, desgraciadamente para lo que no nos conviene, porque para otras cosas somos rencorosos como la chingada.

Ahora, aunque ya quiero regresar a la oficina, he de mencionar, como compartí en el escrito anterior respecto al Home Office, que no todo ha sido malo en este período se aislamiento.

Como comentario, no voy a hacer mención de mi rutina los fines de semana porque básicamente mi ritmo de vida no ha cambiado en Sábado y Domingo, así que sólo me voy a enfocar en mi existencia de Lunes a Viernes.

Ventajas del Home Office

Por ejemplo, una ventaja que tengo los Lunes es que, al ser el único día que me ejercito por las tardes, me puedo levantar más "tarde" de lo habitual (que para mí tarde son las 7AM), ya que de Martes a Viernes me levanto a las 6AM, o hasta más temprano, para hacer ejercicio. Así que los Lunes puedo pararme tranquilamente, siendo mi despertador el canto de los pajaritos que, al no haber movimiento tan temprano, es muy nítido y agradable.

Otro hecho que estoy disfrutando, como ya mencioné en ocasiones anteriores, es que no he usado pantalones, camisas, corbatas, zapatos ni nada de ropa formal durante estos cuatro meses.

Mi vestimenta universal han sido huaraches, bermudas y playeras, hecho que ha ayudado a que tenga un bronceado muy padre.

Por otro lado, también tengo una pequeña preocupación porque, sin duda alguna, cuando regrese a la oficina, y vuelva a calzarme zapatos, seguramente mis pies se habrán ensanchado.

En cuanto a mi dieta me gustan los lunes porque es día de hamburguesas y los viernes son días de tacos de asada. Para los otros tres días puedo comprarme una pizza enorme o puedo ir al súper para comprar ingredientes para ensaladas o tortas.

Ir a la Gran Bodega, que tengo cerca de casa, es también un gran gusto en estos días de Home Office, por un lado me permite caminar, que me dé el sol y distraerme del trabajo, es como mi recreo en la escuela. Además de que al medio día entre semana se ven muchas féminas bastante apetecibles haciendo su despensa, así que el gusto de ir es doble H_H.

Cerrando con temas culinarios, al salir a correr en las madrugadas del miércoles y del viernes, una ventaja que tengo es que puedo desayunarme un licuado con pan, y es que el pan de dulce es uno de mis más grandes gustos.

Y ya que lo mencioné, aunque ya tenía un par de años que lo había dejado de hacer, el correr en la madrugada es un gusto que me ha dado este Home Office, esto al no tener abierta la unidad deportiva, así que no tengo ni alberca ni gimnasio, por lo que sólo me queda correr y hacer insanity en casa; lo cual debo de hacer temprano porque luego la jornada laboral se alarga (cosa que tocaré en el siguiente apartado).

Aunque me gustan mucho mis circuitos de la pirámide de Cholula y el Parque del Atoyac, he de decir que le he agarrado un gusto a correr en las escaleras de la Paz, en donde me he ido familiarizando con la "fauna" que acostumbra ejercitarse a esa hora.

Por ejemplo, hay una señora muy amable que siempre me saluda y que va a hacer ejercicios de estiramiento y de potencia en las escaleras. También hay un taxista que va cada mañana a subir las escaleras porque, según me comenta, el doctor le dijo que tenía que hacer ejercicio, ya que se pasa todo el día manejando, así que por su horario, sólo puede ir a las 7AM a ejercitarse una media hora.

También va una señora con sus hijos adolescentes mismos que, al no tener clases, la mamá se los lleva para que hagan algo de ejercicio, y a ella le sirve para distraerse. Aunque sólo tengo un par de meses tratando a estas personas, me va a poner un poco triste cuando regrese a mi ritmo de vida normal y no los vuelva a ver, porque mis horarios ya no me permitirán coincidir con ellos, pero ni modo, así es la vida, a veces sólo coincidimos con la gente un breve periodo de tiempo.

Desventajas del Home Office

A pesar de las cosas buenas, la verdad ya quiero regresar a mi rutina normal, porque el Home Office también trae sus desventajas, y todas se resumen en una sola: la ineficiencia.

Al no estar de manera presencial, tenemos que echar mano del Skype para muchas cosas. Así que algo que se resolvería en cinco minutos, al ir con alguno de mis compañeros en la oficina de mi jefe, en una visita rápida y sencilla, ahora hay que agendarle una junta por Skype, y para encontrarle espacio, está muy cañón.

Y es que eso trae esta situación: exceso de reuniones que, aunque sean virtuales, te quitan tiempo. Más o menos la mitad de dichas juntas me son intrascendentes, pero debo hacer acto de presencia.

Eso no me molesta tanto porque tengo tiempo para hacer otras tareas mientras escucho temas que no me importan, pero sí me afecta cuando me ponen una junta tras otra y no me dejan tiempo para ir a hacer mi despensa, y eso que tengo bloqueada esa hora para que no me pongan reuniones, pero les vale y me las programan. Así que a veces debo apurar el paso cuando voy a la bodega porque tengo el tiempo apretado para ir a comprar mi comida.

Pero no es la única ocasión en que me apuran. De hecho, cuando llego de correr es normal que lo haga apurado a prender la Lap, para ver si alguien tuvo la ocurrencia de poner una junta sin previo aviso y con 10 minutos de anticipación (¡y miren que los hay!) y sólo dicen "Uy disculpa, pero es que es un tema urgente".

El problema es que TODOS los temas son urgentes, según mis colegas, con lo cual justifican su ineficiencia en la administración de tiempo y programación de juntas. Además se escudan en que, como estamos de Home Office, se supone que debes estar todo el tiempo disponible en casa, lo cual me caga.

Y aquí habrá quien diga "Pues vete a correr en las tardes Hebert, después que termine tu jornada laboral", lo cual hacía al inicio de la cuarentena. Pero después vinieron los días en que te programan juntas que terminan hasta las 6 o 7 de la tarde, y a esa hora ya no se hace ejercicio a gusto porque ya está por anochecer. Es por ello que opto por salir de madrugada, en donde es menos probable que alguien me fastidié (aunque sí los hay).

Me gusta hacer ejercicio con calma, ya sea en las mañanas o en las tardes. Cuando estoy en mi jornada normal laboral, sé que salgo y se queda la Lap en la oficina, y automáticamente me olvido del trabajo hasta el otro día, por lo cual puedo hacer ejercicio con calma y feliz, en lugar de estar estresado. Pero ya faltan sólo tres semanas.

El cambio de puesto

Como he expresado en otros escritos, ya no estoy feliz con mi trabajo, desde hace tres años no siento pasión por él y, en consecuencia, siento mucho fastidio, enojo y frustración.

Como mis jefes saben que he estado buscando otro puesto, ellos mismos me lo ofrecieron en un área dentro de la misma gerencia, ya que así me dan mi cambio y, al mismo tiempo, no me pierden, lo cual resulta en un "ganar-ganar".

El colega al cual supliré se va (por decisión propia) en la primera semana de agosto, así que estas semanas van a ser un poco caóticas al hacer mi trabajo y aprender uno nuevo. Cuando me ofrecieron el cambio, lo tomé sin chistar, lo cual pensé que me iba a poner feliz, pero no encontré mucha ilusión en el hecho.

Al hacer un trabajo de introspección, mientras corría, me di
cuenta que seguía sin estar feliz, porque ya no quiero trabajar, sólo
quiero cobrar, pero como eso no es posible, me tengo que adaptar y
esperar que este nuevo puesto me dé algo de alegría, algo que ya casi
no encuentro en mi puesto actual.

Además hay un tema que me sigue preocupando y que,
sospecho, no me ayuda a relajarme ni alegrarme por otras
situaciones, así sea el tan anhelado cambio de puesto.

¿Iré a Japón?

Aunque intento no dedicarle mucha atención, porque en
realidad no hay mucho que esté en mis manos, la verdad es que entre
más se acerca la fecha, más ocupa mi mente el potencial viaje a
Japón.

A veces veo notas que me preocupan y a veces veo otras que
me dan esperanza.

Por ejemplo, cuando me enteré que Europa abrió las fronteras
a sólo dos países de América (Canadá y Uruguay), vetándonos al
resto del continente, me preocupó que Japón fuese a tomar una
medida similar. De hecho, leyendo al respecto, se rumora que ya van
a abrir sus fronteras, pero sólo a países en donde se ha demostrado
que han sido responsables con el manejo del COVID-19 (o sea
México no).

Después leí que ya han empezado con el rebrote de casos, tan
sólo en Tokio surgieron 400 más en un sólo día, lo cual no son
buenas noticias para que vayan a abrir pronto las fronteras, ya que si
todavía no controlan lo local, ¿para qué demonios van a permitir a
extranjeros potencialmente infectados entrar?

No lo voy a negar, cuando leí eso, me entristecí mucho, hasta
se me salieron unas lágrimas de la frustración, porque veía que mis
probabilidades de ir se iban esfumando.

Y habrá quien diga "Pues ya no le hagas a la mamada Hebert,
vas el otro año y ya", pero no es tan fácil, porque por un lado los días
de vacaciones de la empresa ya van a estar asignados, además de que

ya cambié mis vuelos, trenes y hospedajes de Mayo a Septiembre, por lo cual hay un riesgo grande de perder mucho dinero si no me los quieren cambiar otra vez.

Pero luego, en días recientes, leí dos notas, no propiamente de Japón, pero de Europa, que me dieron una ligera esperanza.

Leí que Italia, que no adoptó el acuerdo de la zona Schengen, sobre viajeros que permitía entrar y a cuáles no, emitió su propia lista de 13 países vetados para visitarlos, entre los cuales no estaba México, pero sí Brasil, Chile, Panamá, República Dominicana y Perú, lo cual me llamó la atención, ya que nosotros ya estamos por entrar al top-3 de muertes, ¿Por qué ellos sí y nosotros no? Me pregunté, pero en fin, como no iba a ir a Italia (porque ya fui hace tres años), ya no le rasqué más al asunto.

Por otro lado, acabo de leer que Francia va a hacer pruebas de COVID, a todos los viajeros que vengan de zonas rojas, mismos que podrán librarse de las mismas si demuestran que se la hicieron en su propio país antes de tomar el vuelo.

Eso me da esperanza porque si Japón toma una postura similar, ya hay pruebas rápidas aprobadas alrededor del mundo, mismas que detectan el virus en 20 minutos. Y lo sé porque, cuando finalmente regresemos al trabajo, a todos nos van a hacer dicha prueba de sangre.

Es probable que me esté engañando con unas esperanzas nimias, pero se dice que eso es lo último que le queda al humano ante cualquier problema: la esperanza de resolverlo, así sea de último momento.

Por lo mientras seguiré lidiando con la incertidumbre (sensación que es la que más me caga de toda la vida) mientras se acerca la fecha de mi vuelo. Sólo me queda cruzar los dedos y esperar que la suerte esté de mi lado.

12 de Julio del 2020

Los viajes en época de Corona Virus (Parte 2)

Hoy en la madrugada estaba programado mi vuelo a Japón (Otra vez).

Efectivamente, otra vez tuve que cancelar o, de hecho, me lo cancelaron, igual que la vez anterior porque, como le decía a la señorita de Expedia, con mucho gusto hubiera volado pero, las fronteras niponas están cerradas y, aunque me hubieran dejado subir al avión, no me hubieran dejado entrar y, aunque me hubieran dejado entrar, me iban a tener las dos semanas de mi viaje en cuarentena, así que no tenía mucho caso viajar.

La verdad no me enojé, de hecho ya tenía algunas semanas que sabía que no iba a poder ir. Pero, como decía Jack el Destripador, vayamos por partes.

Siguiendo las noticias.

Cuando hice la reprogramación en Mayo, pensaba que en Septiembre todo el mundo iba a estar normal pero, a mediados de Junio, empecé a monitorear las noticias, tanto en Japón como en México, y en ninguno de los dos frentes había notas alentadoras.

Por el lado nipón, tenían prácticamente a todo el mundo bloqueado y sólo permitían la entrada a muy pocas personas bajo circunstancias excepcionales. Me empecé a preocupar cuando iniciaron los rebrotes que, aunque no eran los mismos niveles que otras naciones europeas o americanas, para los estándares nipones eran muchos casos.

Ya por Agosto empezaron a decir que iban a abrir fronteras paulatinamente, PERO sólo a ciertos países de la región, los cuales habían domado el COVID-19 y sólo para viajeros de negocios, investigación o diplomáticos. Posteriormente iban los estudiantes y al final, a largo plazo de hecho, los turistas.

Recalco, esta medida era para una docena de países de la región como Australia, Nueva Zelanda, Corea del Sur, China, Taiwán, Singapur, Vietnam y demás. El resto de naciones no estaban incluidas, y mucho menos el triunvirato de la muerte: Estados

Unidos, Brasil y México que, casualmente, tienen presidentes
pendejos desestimando la situación.

Aunque las noticias de Japón hubiesen sido alentadoras, que
no fue el caso, en México la situación se veía mucho peor, lo cual
acabó de aniquilar mis esperanzas de viajar.

Y es que, entre un gobierno indolente que no toma las cosas
con seriedad, y una población irresponsable, que no se cuida ni
respeta las medidas, los contagios y muertes seguían creciendo. De
hecho se dice que la cifra real de muertos es, por lo menos, tres veces
mayor a la que reporta Gatell (estimaciones que son proporcionadas
por medios internacionales reconocidos), y el gobierno maquilla los
números para no recibir tantas críticas por su actuación tan deficiente
en el manejo de la enfermedad.

De esperanzas y previsiones

Durante todo ese tiempo, aunque había dejado las clases de
japonés, estaba estudiando por mi cuenta, con la esperanza que
pudiera viajar y manejarme bien por la isla. Conforme veía las
noticias, mi preocupación crecía día a día.

Mientras eso pasaba me decía "¡Maldición! ¿Por qué seré tan
precastinador? Y es que, a diferencia del procrastinador (que también
lo soy para ciertas cosas), el precastinador es una persona que hace
todo lo que puede, con el mayor tiempo de anticipación posible, esto
para asegurarse una existencia tranquila a la hora del evento.

Siempre que se trata de viajes, trato de reservar todo (vuelo,
hoteles, trenes, entradas, etc.) con la mayor anticipación posible, así
aseguro disponibilidad y los mejores precios. El vuelo a Japón lo
compré en Noviembre, si hubiera esperado, por ejemplo, a Febrero,
ya hubiera visto la situación con el Virus y, probablemente no
hubiera comprado nada.

Y digo probablemente porque el vuelo a Canadá lo compré
justamente en Febrero (para volar originalmente en Julio), así no
hubiera habido seguridad de que me hubiera dado un ataque de
sentido común.

El caso es que fantaseaba que, de no ser tan previsor, no tendría esas preocupaciones sobre el viaje, al no tener nada pagado. Pero como ya tenía todo reservado, ahora tenía que lidiar con las consecuencias de esta enfermedad a nivel global. Si no hubiera reservado nada me la estaría pasando de lujo sin ningún compromiso, y me hubiera ido a pasear por México sin ninguna preocupación.

Pero ¿a quién engaño? A lo largo de estos años viajando, me he ahorrado mucho dinero y molestias al reservar con tanto tiempo de anticipación, así que lo más seguro es que lo volviera a hacer una y otra vez.

Volviendo al presente, llego el día en que tuve que aceptar lo inevitable.

Aceptando la realidad

A mediados de Julio, un sábado en la noche, tuve que aceptar el curso inevitable de los hechos: no iba a viajar a Japón en Septiembre. En ese momento de franca honestidad, aunque ya lo sospechaba, me puse a llorar. Todas mis ilusiones de visitar la isla nipona se diluyeron a través de las lágrimas.

A partir de esa noche dejé los libros de japonés porque, por el momento, no tenía caso. Desde ese instante empecé a ver las noticias con otro enfoque: ahora más que desear que abrieran las fronteras, quería que las mantuvieran cerradas, quería que declararan estado de emergencia, para que endurecieran sus normas migratorias.

Aunque era obvio que no las iban a abrir para nosotros (mexicanos, brasileños y gringos entre otros), pero necesitaba que las fronteras siguieran cerradas para que la aerolínea cancelara el vuelo. Y es que, como ya lo había reprogramado una vez, si yo lo cancelaba, iba a perder todo mi dinero, así que necesitaba que ellos lo hicieran y así podía negociar. Esta orientación me la dio la gente de Expedia que, sin duda alguna, los recomiendo porque son muy serios y profesionales, siempre dándome alternativas de solución.

Dentro del duelo que experimenté aquella noche sabatina de Julio, tuve que mentalizarme en tomar todo como perdido y, sobre esa base, tomar como algo positivo cualquier monto que pudiera recuperar.

También me hice consciente que nada de lo que estaba pasando, con la enfermedad en México y Japón, era responsabilidad mía, nada de lo que estaba ocurriendo estaba en mis manos, así que no podía hacer mucho al respecto, y eso me tranquilizó.

Obviamente no me iba a resignar, porque iba a pelear todo lo que pudiera, con el entendido que lo que pudiera recuperar iba a ser ganancia: "de lo perdido lo encontrado".

El problema es que avanzaba Agosto y no cancelaban el vuelo hasta que, finalmente, en la aplicación de Aeroméxico (que al final es con quien iba a volar, aunque el vuelo lo compré con JAL) me apareció que la reserva estaba cancelada.

La cancelación

Recibir ese mensaje una semana antes fue un gran alivio, nunca pensé que una cancelación de vuelo me hiciera tan feliz, y menos a Japón. Justo entonces contacté a Expedia para empezar con la negociación.

El primer agente que contacté me dijo que el ticket de vuelo estaba vigente hasta los primeros días Noviembre, porque ahí se cumplía un año de que lo había comprado. Lo cual no me gustó porque se empalma con mi potencial regreso de Canadá (si es que abren las fronteras obvio). Además significaba otros dos meses de incertidumbre para monitorear las restricciones de viaje y seguir preocupándome por las noticias.

Algo que he aprendido de estos meses con Expedia y con Booking es que, aunque todos son muy amables, hay ciertos asesores que son más movidos que otros, así que volví a hablar al otro día, con el pretexto que había recibido un mail de la cancelación, y la señorita que me atendió se ofreció a gestionar mi reembolso.

Yo sólo buscaba que me dejaran el boleto abierto un año, pero el reembolso era una mejor opción, porque así me quitaba una preocupación de encima y podía viajar en otra fecha sin mayor presión.

La señorita habló con Japan Airlines y les explicó mi situación, demostrando que hice el intento de viajar pero que su gobierno no me lo permitía y, felizmente, la aerolínea accedió al reembolso.

Cuando la señorita me dijo, casi se me salen las lágrimas, obviamente me dijo que podía haber un cargo mínimo de cancelación pero que en ese momento no lo sabían, además de que el proceso se iba a llevar 12 semanas.

Honestamente no me importa esperar tres meses mientras recupere parte de mi dinero, al saber que el reembolso estaba en proceso, mi alma podía descansar y ya no preocuparme por "ese" vuelo (porque todavía me queda el de Canadá).

También procedí a cancelar mis hoteles, porque tomé la opción con Booking de poder anular la reserva un par de días antes del Check in y ahí recuperé ese dinero, que tampoco era mucho, porque había agarrado muy buenos precios. Del pase de trenes, ese todavía lo tengo abierto un año, así que por el momento no lo voy a cancelar.

Vacaciones al vapor

Ahora, aunque no fuera a Japón, yo quería viajar. Ya estaba harto de tantos meses de cuarentena, además de que había defendido mis días de vacaciones en la empresa, por lo cual me habían descontado dinero para no quitármelos, así que no iba a tirar esos sacrificios.

Adicionalmente no me los iban a guardar para el otro año, así que me los debía de quemar a fuerzas. Eso sin contar que he cambiado de puesto hace unas semanas, así que el estrés ha estado a tope, estoy acabando tarde y muy agotado, así que necesitaba desconectarme aunque sea una semana (la otra la iba a guardar para después).

Así que pensé en destinos al aire libre y me vino a la mente la Huasteca Potosina y mis amigos de Ruta Huasteca. Además quería llevar a mi mamá a pasear, y que fuera en tour a conocer lugares bonitos y tranquilos mientras yo hacía actividades de aventura.

Sin embargo me dijeron que habían parado operaciones desde Marzo (igual que casi todos en este país) y que el gobierno no les había permitido retomar actividades. Así que dejé la Huasteca Potosina para otra ocasión.

Después pensé en las Barrancas del Cobre, las cuales sí estaban abiertas y un amigo también quería ir, así que me puse a cotizar en chinga y, aunque había buenos precios, las corridas del Chepe estaban muy limitadas, por lo mismo que había poco turismo. Esa limitante me pedía sacrificar ciertos lugares que me eran vitales, así que opté por dejar ese destino para otro año, en donde pudiera hacer todo lo que quería.

Finalmente opté por quedarme en el centro del país (Querétaro, Hidalgo y Guanajuato), en donde las actividades turísticas ya se han abierto, así que haré un tour de una semana.

Japón y Canadá

Mientras estaba con las incertidumbres allá por Julio, un pensamiento venía a mi mente: no quería viajar limitado. Si iba a Japón, quería moverme a mis anchas y libremente, sin que me estuvieran checando temperatura, verificando cubrebocas y usando gel antibacterial todo el tiempo.

También quería ir a lugares que, hasta el momento, permanecen cerrados como museos, templos o castillos. Así que tampoco iba a ser un viaje que iba a disfrutar tanto como el de hace cuatro años.

De alguna manera sabía que no quería ir con un itinerario acortado así que, al final, estuvo bien que se cancelara el vuelo. Además sé que voy a regresar a Japón, ya sea en el 2021 o 2022, ya que es una promesa que me hice y que me voy a cumplir.

Por lo mientras me ocuparé de este tema en tres meses, cuando tenga que ver lo del reembolso y, para entonces también tendré más claro lo de Canadá en donde, esta misma semana, anunciaron que iban a mantener sus fronteras cerradas hasta Octubre, lo cual ya está pegado con mi vuelo.

Pero de eso ya me ocuparé en unas semanas, por lo mientras me voy a ir de viaje por mi precioso México que, por fortuna es un país grande y hermoso, además de barato. Tal vez tenga que hacerlo uno o dos años de manera exclusiva, pero no me molesta en lo absoluto, ya que amo mi país y, aunque también me guste el extranjero, constantemente viajo por mi nación.

5 de Septiembre del 2020

La Pandemia del miedo

Las noticias del Corona Virus se empezaron a escuchar desde finales del 2019 pero, en este lado del mundo, sólo era motivo para hacer chistes o memes.

En Marzo, en la mayoría de países del continente americano, nos mandaron de cuarentena, y ahí empezamos a sentir los efectos del COVID-19, y no me refiero propiamente a la enfermedad en sí, sino a lo que afectó nuestra vida cotidiana.

De esos efectos ya escribí en los ensayos dedicados a la cuarentena y Home Office. En este texto quiero tratar algunas situaciones sobre el manejo mediático, político y social que se le ha dado al virus en sí.

Muchos podrán creer que la psicosis actual que vivimos por el COVID-19 empezó a finales del 2019 pero en realidad viene de décadas atrás. Vayamos por partes.

Las mamás neuróticas

No las recuerdo cuando era niño, pero ya de adolescente empecé a notar a esas señoras neuróticas que querían a sus hijos inmaculados, que no se ensuciaran, que no dijeran malas palabras, que nadie los molestara y, si hubieran podido, los hubieran puesto en una burbuja para que nada les pasara.

Irónicamente esa actitud de las señoras generaban niños tímidos, enfermizos y algo inadaptados, justamente por esas actitudes de sobreprotección de mujeres tan enfermas psicológicamente.

Señoras extremas que todos tirábamos a locas y que nadie les daba importancia, así que se les daba por su lado para que dejaran de chingar mientras el resto seguíamos con nuestra existencia. El problema es que ellas siguieron multiplicándose, y no se conformaron con joder la vida de sus hijos, sino que empezaron a meterse con los demás.

Hace 30 años era impensable lo que ahora es una realidad: las señoras locas lograron meter al mundo en su dinámica enfermiza y, quien no está dentro, es señalado por ellas con la superioridad moral de sentir que están en lo correcto y su verdad es la única.

La culpa de los gringos.

Pero esas señoras locas no lo lograron solitas. Estados Unidos, que es la señora loca del planeta, que se siente con la autoridad de juzgar a todo el mundo pero rechaza cualquier señalamiento externo, es en gran parte responsable de lo que estamos viviendo y también de la generación de cristal.

¿Cómo es eso? Fácil, los gringos fueron la primera cultura que se ofendía (y demandaba) por todo y, por desgracia, al ser el país con mayor presencia cultural alrededor del mundo (justo la cultura más artificial y hueca que existe), era cuestión de tiempo que sus estupideces políticamente correctas y visualmente bonitas (aunque por dentro se estén matando a tiros, de sobredosis, obesidad y demás) se expandieran alrededor del orbe.

Esto no fue de la noche a la mañana, porque los que tenemos cierta edad recordamos cómo antes criticábamos a los gabachos que de todo se ofendían, de todo demandaban, que fingían una supuesta civilidad mientras se inmiscuían en los asuntos del mundo.

Poco a poco esa ideología de lo políticamente correcto, de la cultura de la cancelación, de lo que me ofende, de la falta de libertad, de la apariencia y de juzgar a los "malvados" fue permeando en el mundo a través de sus series, películas, programas, caricaturas, costumbres y demás.

Hace 20 años ridiculizábamos a los gringos por ser tan incongruentes y hoy vivimos en un mundo en donde rige su monstruosa creación: la generación de cristal.

La generación frágil

Ya he hecho muchos escritos de la generación de cristal, generación de mazapán, Millennials, Centennials y demás: las generaciones más frágiles o débiles (en todos los aspectos) que han existido.

Un grupo de seres pusilánimes que sienten que sólo lo que ellos piensan es lo correcto, que si algo les ofende piensan que está mal y lo quieren "cancelar", que si pertenecen a una minoría creen que son moralmente superiores, sin importar si tienen o no argumentos que los respalden.

Una generación que se siente con todo el derecho de atacar y anular a los que piensan diferente que ellos, pero si alguien los toca de inmediato se tiran al suelo y se hacen las víctimas (papel que les encanta interpretar).

Una generación patética que se ofende por caricaturas de hace 50 años y piden cancelarlas o, en su defecto, retomar obras antiguas y cambiar a los protagonistas por alguien gay, negro, trans o femenino, sin importarles la esencia original de la obra (pareciera que no tienen la creatividad de generar nuevas historias y personajes).

Un grupo de seres endebles que todo lo anterior a ellos les molesta, sin considerar la época en que fueron creados, que no aprenden a vivir con las diferencias sino que claman anular o modificar todo aquello que les ofende o que, consideran, atenta contra su vida, su dignidad o paz. Y me pregunto ¿Han intentado ignorar al resto y seguir con su vida?

Pero esta explicación sobre los gringos, las mamás neuróticas y la generación de cristal simplemente ha sido una introducción de los antecedentes del tema que me interesa en este escrito: el tan temido, y tan de moda, COVID-19.

¿Qué tan letal es el COVID-19?

"El COVID ya ha matado 2.69 millones de personas en el mundo, ¡Nos vamos a morir!" sin duda piensan millones de almas aterrorizadas por este virus alrededor del planeta. Así que me puse a buscar las cifras de muertes mundiales en el 2019 por la Organización Mundial de la Salud (que es lo más actual que encontré) y me resultaron muy interesantes, así que les comparto el Top-10:

1.- Cardiopatía Isquémica (8.89 millones de defunciones)

2.- Accidente cerebrovascular (6.19m)
3.- Enfermedad Pulmonar Obstructiva Crónica (3.23m)
4.- Infecciones de las vías respiratorias inferiores (2.59m)
5.- Afecciones neonatales (2.04m)
6.- Cáncer de pulmón, bronquios y tráquea (1.78m)
7.- Alzheimer y otras demencias (1.64m)
8.- Diarrea (1.52m)
9.- Diabetes Mellitus (1.5m)
10.-Enfermedades renales (1.33m)

O sea que las muertes anuales por el COVID estarían en el 4o lugar justo al lado de, ¡oh sorpresa!, las infecciones de las vías respiratorias. Y venga, ¿alguna vez habían visto a alguien haciéndola de pedo por llevar suéter, taparse, tomar líquidos, cítricos y demás cuidados para prevenir la gripa? Sólo los doctores y las mamás, pero al resto nos valía madres y cada cual se cuidaba cuando y como quería.

¿Por qué ahora la gente se pone loca por una enfermedad que es tan letal como las gripes comunes y estacionales que vivimos cada año? ¿Por qué hacer tanto pedo por una enfermedad que sólo ha matado a la grandiosa cifra del 0.00035% de la población? Y para los que no sepan leerlo se los pongo así: el virus ha matado a 27 personas de cada 77000, ¡Súper letal! ¿No lo creen?

¿Por qué nos asusta tanto una enfermedad con una tasa de letalidad tan baja? Déjenme ejemplificar la diferencia en el siguiente apartado.

El COVID-19 contra la Influenza

La otra vez me puse a pensar ¿Qué hubiera pasado si el Corona Virus de hubiera dado hace 12 años, en lugar de la Influenza? ¿Habría pasado lo que pasó ahora? Y la respuesta fue un automático "¡Claro que no!"

Ciertamente la influenza es menos letal (como la mitad) de lo que es el COVID-19, basándome en la cantidad de muertos de aquel entonces contra la actualidad. Pero, desde mi perspectiva, la reacción fue exagerada.

Ahora déjenme voltear la pregunta: ¿Qué hubiera pasado si, en lugar del COVID-19 nos hubiera pasado el H1N1 en el 2020? ¿La reacción exagerada hubiese sido la misma? Y, nuevamente, la respuesta fue fácil y sencilla: "¡Sin duda alguna!"

Con la Influenza no dejamos de trabajar, no cerramos los negocios, no nos bañamos en gel antibacterial, no nos pusimos a desinfectar todo como maniacos, ni a hacer una prenda de uso común el cubrebocas. Lo más que hicimos fue dejar de usar corbatas, evitar saludos de mano o de beso y adoptar el estornudo de cortesía (que debería ser la regla de por sí).

Y sí, ya sé que el H1N1 era 50 o 60% menos letal que el COVID-19 y que también había medicinas que lo podían combatir, a diferencia de lo que pasó con el COVID pero, siendo honestos, no es como que se esté cayendo la gente muerta en las calles, como nos quieren hacer creer los medios. Y ahí está la palabra clave: los medios.

El miedo vende

Ya redacté un ensayo exclusivo de la manipulación que los medios de comunicación hacen al público en general, sin importar el daño que puedan causar, porque su objetivo es vender. Así que no voy a ahondar tanto en esa parte.

Volviendo con las diferencias entre la Influenza y el COVID. Hace 12 años la generación de cristal apenas empezaba a tener voz, adicionalmente ya había algunas redes sociales y ya empezaban los teléfonos inteligentes, pero su impacto no era tanto como el día de hoy.

Hoy en día el alcance de las redes sociales es mucho mayor y los medios de comunicación se expresan a través de ellas primordialmente, y hacen lo que sea con tal de ganar clicks.

Reconozco que el COVID-19 es una gripe fuerte, que ha matado gente y ha dejado a muchos con secuelas pero, a final de cuentas, es una enfermedad más. Si se le diera la misma cobertura a las cifras de muertos por cáncer, obesidad, tabaquismo, sida, alcoholismo y hasta la propia gripe al año, literalmente viviríamos enclaustrados todo el tiempo y con un miedo terrible por morirnos.

El problema es el tiempo de exageración en el cual vivimos, en donde los medios (y los círculos del poder que los controlan) cuando toman un tema, no lo sueltan hasta hartarte del mismo. Y más que la humanidad es históricamente manipulable, así que si lo ven en una pantalla o en un papel, lo toman como un hecho innegable.

Al inicio hubo algunos pueblos que se resistieron a caer en esta psicosis y mantener una postura sensata (como Japón o Suecia), la presión mundial fue mayor y terminaron por meterlos en su círculo de paranoia. Y si algo así pasa a nivel mundial, es obvio que a nivel local es algo similar.

¿Cómo llegamos a ser tan endebles y manipulables ante el miedo? Aquí es donde entra mi enorme introducción con las mamás locas, la cultura de la paranoia de Estados Unidos y la consecuente generación de cristal.

Ahora que vivimos en una época en donde todo nos da miedo, nos ofende y nos afecta, es muy fácil sobredimensionar una enfermedad con el 0.00035% de letalidad y así detener a toda la economía porque se van a morir 27 individuos de cada 77000 (sí, es tan ridículo como se lee).

El miedo mata más que el COVID-19

Estoy de acuerdo que hay que tener precaución, como hay que tenerla con cualquier otra enfermedad pero el agobio informativo fue tan obsceno, que mucha gente vive con el terror siquiera de salir o de siquiera hablarle a otro humano.

Una amiga en Estados Unidos me dijo que una vez tenía que salir y que se puso a llorar por la creencia que se iba a morir. Un colega del trabajo, en una junta, nos dijo recientemente, ante la posibilidad de ir a algún lado en un puente que tuvimos "Obviamente no estoy loco para salir de mi casa".

¿Eso es vida? Y cuando, según los medios, acabe esta pandemia ¿Cuándo van a salir de su casa? ¿Lo harán sin mascarilla?

¿Seguirán limpiando todo de manera compulsiva? Digo, ya había gente obsesiva y enferma antes de esto, pero ahora habrá quien no volverá a vivir en paz y me pregunto ¿eso es felicidad? ¿Vivir con miedo y encerrados?

Sé que soy egoísta, porque vivo solo y no temo por la vida de nadie, ni siquiera por la de mi madre, ya que ella comparte una postura similar a la mía. La gente se debe dar cuenta que mientras más miedo, estrés y depresión tengan en su existencia, las defensas van a estar más bajas e, irónicamente, son más vulnerables a enfermarse, no sólo de Corona Virus, sino de cualquiera de los incontables virus que están en el ambiente.

Es imposible vivir en un mundo 100% libre de virus, así que debemos aceptarlos como parte de la vida. Y la solución no es tratar de tener un ambiente totalmente estéril, porque eso no es posible, además de que no es práctico ni deseable.

El maravilloso sistema inmune

Y no es deseable porque debilitaríamos nuestra arma más potente contra las enfermedades: el sistema inmune, al cual le dediqué ya dos escritos al respecto, pero toquemos el tema de nuevo.

Los virus, gérmenes, enfermedades y demás son parte de nuestro ser (literalmente de nuestro ADN) y, por eso mismo, tenemos nuestra primera barrera de defensa: el sistema inmune.

Nuestras defensas se fortalecen a través de la alimentación, el descanso, el ejercicio y tener una salud mental sólida. No con miedo, gel antibacterial y evitando cualquier factor de riesgo de enfermarse, porque no se pueden evitar todos ellos.

Personalmente creo que ya me dio el mentado COVID, porque durante una semana, en Abril pasado, tuve la garganta algo cerrada, aunque no hubo mayores complicaciones. Además trato de dormir bien, comer muchos cítricos, desestresarme y, sobre todo NO tenerle miedo al virus, créanme que de no ser porque me fastidió mis viajes a Japón y Canadá, ni siquiera me sería relevante.

No soy tan Covidiota como muchos podrán pensar a estas alturas del escrito porque, más por solidaridad que por convencimiento propio, sigo las medidas de prevención cuando salgo a la calle, pero si voy solo, que pasa muy seguido cuando camino o corro, me bajo la mascarilla, y de igual forma en casa no tengo gel antibacterial ni me pongo a limpiar las cosas como enfermo obsesivo.

De hecho es más probable que todas esas personas que se cuidan de manera enfermiza, viviendo con terror del Corona Virus, se acaben enfermando antes que yo y, aunque me enfermara, es más probable que me salve yo antes que ellos. Y eso no es porque sea superior o algo, sino porque no tomo esa postura enferma, e inútil, de tratar de evitar cualquier riesgo.

Esa misma gente que espera, como la segunda llegada de Jesucristo, que les pongan la vacuna, como si eso los fuese a hacer inmortales, lo cual me lleva al siguiente apartado.

¿Vacunarme yo?

Antes de continuar, voy a aclarar algo, NO apoyo al movimiento antivacunas. Estoy plenamente convencido que los niños deben tener todas sus dosis durante su infancia y que, a partir de la mayoría de edad, ya deben aplicar su criterio para ponérselas o no pero, como padres, tienes el deber moral de dárselas (y aclaro que eso es diferente a estar de pinche paranoico como las mamás neuróticas de las cuales escribí al inicio del ensayo).

Ahora sí, acerca de la vacuna contra el COVID-19, veo como mucha gente celebra y hasta a llorar se ponen cuando los vacunan, y está bien, cada cual sabe qué es lo importante para ellos. Personalmente, si puedo evitar que me la pongan, me sentiré feliz.

Cuando pasó lo de la Influenza en 2009, recuerdo que mucha gente se empezó a vacunar a lo loco, incluso fueron a la empresa a ponerla de manera masiva. Sin embargo, como era voluntario, jamás me la puse, ni cada año que regresaban a poner el refuerzo.

Y es que si me sentía bien y fuerte, no veía motivo para ponérmela, ya que soy de la idea que si no está roto, no hay motivo para componerlo. Yo confío en mi sistema inmune, al cual lo he ido fogueando durante toda mi vida, así que es muy fuerte.

Adicionalmente, veo que hay efectos secundarios en algunas vacunas, e incluso han suspendido la aplicación de alguna en varios países. Así que me mantendré al margen de ponérmela mientras siguen poniéndosela a viejitos y la siguen perfeccionando para reducir sus efectos secundarios.

De hecho, en lo que llevo de mi vida adulta no me he vacunado, por saberme fuerte. Respecto a la Vacuna contra el COVID si tengo la opción de elegir, mi idea es no ponérmela aunque, tengo la sospecha, que seré obligado en algún momento a ponérmela, ya sea en el trabajo o si me la piden para viajar al extranjero.

¿Volveremos a la normalidad?

Aunque los "hubieras" no existen, me hubiera gustado que el mundo hubiera tomado una postura similar a la que se tomó contra el H1N1, que fue exactamente lo que hizo Suecia en un inicio: no cerrar nada, que continúe la vida económica a su ritmo normal, y tomen medidas de distancia, saneamiento y demás. Pero, como dije, ya no hay vuelta de hoja y ahora viviremos en este mundo falto de sentido común.

Hablando de sentido común, lo que me tranquiliza es que, justamente la falta de éste es lo que nos asegura que en México vamos a ser de los primeros países en regresar a una vida normal, justamente por ser una nación tan valemadrista.

Y es que justamente esa actitud tan desobligada primero nos dio en la madre: ni cerraron bien, ni controlaron bien, se jodió la economía y de por sí murió mucha gente (la cifra que reporta el gobierno hay que multiplicarla por tres).

Pero, justamente, por esa misma esencia despreocupada e irresponsable del mexicano es que vamos a regresar eventualmente a esa antigua normalidad, y lo sé porque muchos no la han dejado, por eso hay tantas situaciones en donde a diario ves gente que no respeta la distancia, no usan mascarilla o no se ponen gel antibacterial y, honestamente, aunque sí siga dichas medidas (más por obligación que por convencimiento), no los juzgo.

Y no sólo es la gente, lo veo en distintos negocios de diferentes tamaños y giros en donde ya están más relajados con la aplicación del gel, los tapetes antibacteriales están secos y a la gente le sigue valiendo madres la mascarilla.

En México nos va a llegar primero la inmunidad de rebaño antes de que lleguen las vacunas necesarias para toda la población, y estará bien y volveremos a ser el desmadre de país que siempre hemos sido.

La nueva realidad

Para cerrar la paranoia del COVID-19, eventualmente el mundo regresará a su vida normal pero, tristemente, el sentido común ya no se recuperará. Ahora vivimos en un mundo en donde los mazapanes rigen y ponen las reglas, en donde seguirán "cancelando" todo lo que les ofende y donde seguiremos viviendo con miedo, ofensas, victimez y demás.

Un mundo en donde la gente es tan frágil que se van a magnificar muchas situaciones futuras y ya no vamos a poder vivir en paz porque algún otro evento será tomado por los medios y explotado a más no poder, porque la sociedad vive para enfocarse en lo malo y alimentarse de ello, ya que, irónicamente, así se sienten vivos.

Mi lógica dicta que no es lo mismo existir con miedo, tratando de evitar la muerte, que adaptarse a lo que te da la vida y tratar de disfrutarla y afrontar lo que te presenta. Pero esa lógica es la de mi generación, la cual está siendo desplazada del poder, así que ya no tienen tanto peso y ahora prevalece la estupidez y una mentalidad débil de los mazapanes.

Irónicamente, al tratar de evitar la muerte, con sus acciones, esta generación sólo está acelerando el proceso hacia ella, porque se está haciendo más débil, y me alegro por ello, porque este remedo de humanidad no merece seguir existiendo.

21 de Marzo del 2021

Un año en cuarentena

Hasta Marzo del 2020 cada semana cambiaba, desde casa, la taza para mi té y café en la oficina. Recuerdo que cuando nos mandaron dos semanas de cuarentena, con toda naturalidad, puse mi taza y la cuchara en el sillón junto a la puerta "No se me vayan a olvidar", pensé.

Y así los veía con cada prolongación, hasta que las tomé como parte del paisaje. Creo que no las movía como un signo de esperanza de "Ya falta menos para regresar". Justamente al cumplir el año ahí detenidas, las tomé, les quité el polvo acumulado, las lavé y las puse de regreso en la cocina.

Finalmente, tras un año, había renunciado a cualquier esperanza de regresar a la oficina y por fin me había resignado a la vida en Home Office.

Sólo dos semanas

Hace un año, aquella última semana presencial en la oficina, se respiraba algo de incertidumbre, tanto grupal como individual. Y es que habían adelantado las vacaciones escolares siete días antes de la semana santa, como medida precautoria. Con los niños en casa, mis compañeros estaban ansiosos por tenerlos antes de lo planeado y ellos trabajando.

También se empezaba a rumorar que íbamos a adelantar los paros técnicos programados, esto para que nos mandaran los 15 días de Semana Santa y de Pascua como vacaciones forzadas, período que iba a servir de cuarentena y así pudiéramos regresar a trabajar limpios.

Recuerdo que ilusamente decía "No manchen, aguanten unas semanas más, para que ese paro sea durante mi viaje a Japón". El caso es que, ya en jueves, nos avisaron que nos íbamos dos semanas de cuarentena (a cuenta de vacaciones)

Y ahí empezaron una serie de prolongaciones: "Otras dos semanas muchachos", "¿Saben qué? Otro mes", "Probablemente para el Otoño", "Se ve seguro que para Enero". Y henos aquí, esas dos semanas se convirtieron en un año y, honestamente, no me extrañaría si nos aventamos otro más de Home Office.

Los que sí han regresado.

Me parece que somos de los pocos que no han regresado, porque cada vez que salgo a la calle, veo un movimiento casi normal de tráfico y de gente, personas van físicamente a trabajar, con todas las medidas de prevención y han retomado su rutina casi normal.

Pero la empresa en que laboro es muy grande y, aunque eso significa muchas ventajas, a veces trae desventajas. Y es que el gobierno estatal manda constantemente supervisores para ver que se respeten los límites de personal presencial, y todas las medidas de prevención necesarias.

Si fuésemos empresa chica, sin duda ya estaría laborando en planta, porque nadie nos pondría atención. Y lo afirmo porque tengo varias fuentes que lo constatan. Y mi principal evidencia son TODOS mis vecinos, a los cuales veo partir, con envidia, cada mañana con dirección a sus respectivos trabajos, como una jornada cualquiera.

Obviamente sí hay gente laborando físicamente en mi trabajo, porque al final los autos no se pueden ensamblar por "Home Office", es por ello que todos los técnicos tienen prioridad de regresar mientras que (la gran mayoría de) los administrativos ya fuimos informados que vamos a ser los últimos en regresar.

Aunque sí he regresado en unas ocasiones a la empresa.

¿Hasta allá?

He regresado cinco veces durante esta cuarentena a la empresa: tres por el auto (una reparación, el servicio y devolución) y dos a la oficina. La primera se dio después de seis meses, y recuerdo que pensé "¿Ir hasta allá?", lo cual era curioso porque ese era mi trayecto diario.

La primera fue una foto grupal, con sana distancia, que nos invitaron a tomar. Creo que a todos les valió la foto, porque estaban más emocionados por ver al resto. Y así fue, porque parecía una especie de reunión de exalumnos que se veían con gusto después de muchos años cuando, en realidad, sólo éramos unos colaboradores que solían verse a diario y que no lo habían hecho durante medio año.

Un par de meses después, fuimos a recoger las cosas de nuestro lugar, porque nos íbamos a cambiar de oficinas. Y, aunque nos programaron de manera escalonada con todas las medidas, nos pusimos a platicar de lo lindo, así que una visita que debía ser de un par de horas, se prolongó algunas más, obviamente por la convivencia.

Personalmente sentí alegría de volver mi lugar, y más de constatar que mi salsa, tés, galletas, pasta de dientes y café todavía estaban buenos, así que me los llevé (junto con otros papeles y objetos personales), entendiendo que no sabía cuándo iba a regresar (si es que algún día lo iba a hacer).

La verdad sentí el anhelo de regresar para hacer mejor (y con más gusto) mi trabajo. Cuando conocí mi nueva oficina, instintivamente, me pregunté: "¿Iré a trabajar aquí?". Me hacía esa pregunta porque el estrés me estaba carcomiendo (de hecho un par de colegas renunciaron estrepitosamente por el mismo motivo), además también estaba la conveniencia económica para la empresa. Que son los siguientes dos apartados.

¿Home Office permanente?

Como al tercer mes de la cuarentena, alguien le propuso al Presidente de la empresa adoptar permanentemente el modelo de trabajo a distancia, lo cual contestó con un "¡No!" rotundo.

Después pasaron los meses y ya no se habló del tema, posteriormente empezaron a surgir rumores que, cuando volviéramos, podíamos hacerlo de manera escalonada e intercalando días presenciales con Home Office, incluso hay todavía una propuesta de ir presencialmente lunes y martes para juntas, trámites, firmas y demás, y los otros tres días desde casa.

¿Ha dicho algo el Presidente de la empresa rechazando esas propuestas? Nada en absoluto, en primer lugar porque ya se va en Junio, así que creo que ya no le interesa el tema, y en segundo lugar porque, después de un año trabajando así, se ha demostrado que funciona.

Poniéndome a pensar de manera económica, no dudo que mis colegas de Finanzas y Controlling ya tengan calculados los siguientes ahorros para la compañía: agua, luz, internet, intendencia, subsidio al comedor, personal de vigilancia, rutas de transporte para el personal sin auto y, sobre todo, ahorro en primas de accidentes laborales, creo que es un monto significativo que inclinaría la balanza hacia el Home Office.

Obviamente estoy hablando de los empleados administrativos, que sólo somos alrededor 4000 contra los 13000 técnicos pero, a pesar de ello, el ahorro es sustancial. Eso hablando a niveles económicos, pero el costo a nivel personal es alto.

El terrible estrés

No voy a fantasear y decir que nunca había habido peleas en juntas o por mail en la empresa, porque el estrés siempre ha sido alto en la industria automotriz. Sin embargo, tras más de 20 años laborando en este lugar, sí he notado que la gente está más violenta y sensible producto del Home Office.

Lo he percibido en las juntas, en donde escucho muchas reacciones viscerales y peleas feroces por temas que en realidad no son tan vitales. Esto lo atribuyo al estrés que cada persona está experimentando.

Un ejemplo breve: alguien iba a la oficina de Lunes a Viernes, llegaba a casa y le contaba de su día a su familia a la hora de la cena mientras escuchaba del día de los demás, con la tranquilidad que ya era tu tiempo familiar y nadie te iba a interrumpir.

Ahora con el Home Office, MUCHOS jefes lo toman como que estás disponible 24/7, así que te programan juntas antes de la hora de entrada o después de la salida, incluso los fines de semana o días festivos, esto sin respetar horas de comida.

Si a eso le sumas que estás todo el día encerrado con tu familia, todos peleándose por el internet o los dispositivos para trabajar, hacer tarea o entretenerse, aunado al hastío de ver a las mismas personas todos los días, pues no es tan óptimo para tu salud mental, psicológica o moral.

Ahora, eso es para alguien con familia, lo cual no quiere decir que los que estamos solos no tengamos consecuencias. Por ejemplo, aunque no tengo que lidiar con problemas familiares, no me gusta tener el estrés en mi casa, y es que es mi santuario, por lo que me caga tener el trabajo acá, porque estoy acostumbrado que en mi hogar reine la paz y tranquilidad.

Y es que afectó mi calidad de vida hacer cosas con prisa (como correr, ir al baño o ir por comida) por el nervio que alguien me haya hablado, escrito o haya puesto una junta de repente "porque se les ocurrió y debes estar disponible todo el tiempo". Eso se vio muy marcado en mis meses más pesados y sobre los cuales escribí en otra ocasión.

Por fortuna tengo el apoyo de mi jefa actual, la cual respeta nuestros horarios y también nos apoya cuando otras áreas quieren infringirlo (a menos que el asunto sea estrictamente urgente). Lo cual ha ayudado a mi calidad de vida, pero eso no pasa en todas las áreas de la empresa.

La salud física y mental

Una cosa es dedicarse el Home Office y otra muy distinta olvidarse de uno mismo. Por ejemplo, me enteré de una compañera que ya tenía problemas de columna y circulación porque se la pasaba todo el día sentada, con una actividad física nula.

De igual forma, un compañero que, por la falta de ejercicio, el exceso de estrés y mala alimentación, ya subió de peso y se llenó de canas (y todavía está en sus 30's) así que, los que lo han visto, dicen que se ve 10 años más grande que cuando lo dejamos de ver.

Y venga, que a nadie en la empresa le va a interesar si estás o no cuidándote, porque en realidad uno debe defender su propia salud física y mental ante la indiferencia del resto. Y no necesitas hacer una rutina completa de ejercicios, por ejemplo yo me ando parando a cada rato para no pasar tanto tiempo sentado o voy al baño del segundo piso, así subo y bajo escaleras varias veces al día, lo que me mantiene activo en casa.

Además es importante mantener tu rutina como si fueses a trabajar presencialmente, eso te ayudaba a poner una línea entre tu trabajo y vida privada, a pesar de hacer ambos en casa.

Es por eso que mantuve mi actividad física en las madrugadas, me bañaba y me vestía, obviamente no de traje, pero lo importante era no estar en pijama, por el efecto psicológico que eso puede tener. Que te quede claro que estás trabajando.

De igual forma el aseo y cuidado es importante, no sólo bañarse, sino echarse desodorante, peinarse y arreglarse, sin importar que vaya o no a salir y sin importar que nadie te vea, esta acción para no abandonarte y mantener esa rutina de aseo y cuidado que te hace bien al cuerpo y al alma.

Independientemente de que vaya a correr, algo importante para mí es salir a diario, con el pretexto de comprar mi comida, porque así me da el sol, el aire, escucho los pajaritos, veo gente, camino un poco y me distraigo un momento del trabajo. Eso me ha ayudado a mantener algo de salud durante el Home Office.

Admito que no necesito mantener una conversación con esa gente, pero me sirve decir "Buenos días", "Con permiso", "¿Cuánto es?" y resto de pequeñas interacciones para mantenerme un poco arraigado a esta realidad. Aunque obviamente hay gente que necesita una interacción más profunda.

El contacto humano.

He empezado a olvidar algunos rostros de la oficina, incluso nombres; la otra vez, en un mail, vi el nombre de una chica que me gustaba y hasta me dije "¡Sí es cierto! Ya me había olvidado de ella".

A veces sí extraño a mis compañeros y amigos pero, por mi esencia solitaria, no me pesa tanto como a ellos. Lo noto cuando me hablan sin previo aviso y se ponen a charlar conmigo, y es cuando me dicen "cuando nos veamos vamos a platicar mucho", aunque no sabemos si eso se va a dar algún día, lo dicen con mucha ilusión.

De hecho mis nuevos contactos también me dicen con esperanza, "Cuando regresemos a planta nos vamos a echar un café para conocernos en persona" y no lo dicen por la emoción de conocerme, sino de volver a la normalidad que anhelamos.

Ahí me queda clara esa necesidad que tienen de platicar en persona, no sólo llamadas o video conferencias. Por ejemplo, mi jefa quiere que en nuestras reuniones de staff prendamos las cámaras (cosa que me caga) para vernos.

Y no sólo hablo de mi trabajo, porque también lo he visto con mi dentista, la de las flores de Bach, mi quiropráctica y hasta mi psicóloga: TODAS se han puesto muy platicadoras conmigo, lo cual me demuestra esa falta de contacto que les afecta.

Mi vida anterior contra la actual.

Aunque me gusta correr, la verdad extraño ir al Gimnasio, tomar mis clases de Crossfit e Insanity, así como ver chicas sabrosas que me motiven. Pero no sólo es eso, también extraño mi anterior rutina, comer en la empresa y vestir de traje, de hecho mis zapatos no van a hormar cuando me los vuelva a poner (si es que lo vuelvo a hacer). Pero a todo se acostumbra uno, le guste o no.

La otra vez, mientras tendía la cama después de desayunar, veía como mi vecina de enfrente, a la cual sí le daba, especialmente después de oír sus gemidos . . . .ejem . . . como les iba diciendo, la veía subir a su auto e irse a su trabajo y pensé "Pobre, tener que salir corriendo para ir a trabajar"

Lo chistoso es que ahí recordé y me dije "Un momento, ¡yo también ya me quiero ir a trabajar!" porque, según yo, ya estaba harto del Home office pero, al hacer ese comentario, me di cuenta que ya estaba adaptado a esta forma de vida.

Por ejemplo, si llego de correr muy justo para una junta a las 8AM, me la echo todo apestoso y me baño en la primera media hora libre. También estoy muy agradecido de que tengo la lap junto al ventanal, así que trabajo con luz natural y abro el mismo para tener aire fresco. O, en juntas que sólo debo hacer acto de presencia, puedo escucharlas mientras como, lavo trastes, doblo ropa o incluso haciendo ejercicio.

También puedo recibir lo poco que llego a comprar por Internet o programar algún servicio que requiera a casa (plomería, eléctrico, herrería, etc.) y no esperar hasta en la noche o fin de semana, ya que pueden ir mientras estoy de Home Office.

Como hay pros y contras de cada estilo de vida, tengo que aceptar que ya me da igual si regresamos o no. Al final ya me adapté y pase lo que pase, sé que sobreviviré, pero creo que no todos tienen esa postura.

22 de Marzo del 2021

Transición de la cuarentena.

Conforme pasan los días, las semanas y los meses, cada vez estamos más adaptados en mi trabajo al Home Office, entendiendo que somos de los pocos que siguen así. Y es que veo la gente a mi alrededor y la mayoría ya ha regresado a su rutina habitual pero nosotros, al estar en una empresa grande y, por ende, vigilada por el gobierno, pues tenemos que ser más cuidadosos.

Sin embargo, se acerca el día del regreso, si es que volvemos, y me doy cuenta de algunos cambios, producto de esta cuarentena prolongada, a los que me he adaptado muy bien y otros no tanto.

Megacaliente

Soy hombre, así que soy caliente por naturaleza, por lo que me encanta a voltear a ver cuánta mujer apetecible se atraviesa en mi camino. Ésa era una ventaja en la oficina ya que, al sentarme cerca del baño de mujeres y en camino a la cafetería que hay dentro del edificio administrativo, pues tenía una buena dosis de atractivo visual a diario.

Ciertamente, con la cuarentena, ya no tenía a quien ver, por lo menos de manera real, así que también disminuyeron mis pensamientos lascivos, lo cual es una maravilla porque puedes enfocar tus recursos en otras cosas.

Cuando salgo a correr o a comprar comida, de vez en cuando llego a ver féminas atractivas y se me antojan bastante pero, como es un momento, pues pasan y sigo con mi vida.

Sin embargo, cuando llego a tener un contacto más prolongado con alguna, me noto más vulnerable y más dispuesto a copular. Y es que, al no tener mi dosis diaria de mujeres reales a las cuales ver, de pronto tengo una enfrente y me empiezo a prender, producto de no tratar con alguna en mucho tiempo.

Lo noté en dos casos recientes. En Cancún, cuando finalmente conocí a la chica del hotel con la que contraté los tours, traía un pantalón entallado que remarcaba su muy apetecible figura. Aunque sólo platiqué una media hora con ella, me quedé con un

antojo impresionante, así que después le dediqué unas . . . . .
oraciones por su bienestar y el de su familia.

Algo parecido pasó con una de mis terapistas, quien en la
última sesión, se puso una falda corta que me tuvo nervioso. Aunque
ella me cae muy bien, nunca me ha atraído físicamente pero, con la
calentura que me traigo, me prendió con sus piernas y llegando a
casa también le tuve que dedicar unas . . . . . . oraciones a ella y los
suyos.

Ése es un problema cuando no tienes tu dosis diaria de
atractivo femenino, porque de pronto ves un cuerpo sabroso y se te
antoja a niveles de adolescencia, y ya no estoy en esa etapa (por lo
menos no fisiológicamente)

¿Mascarilla todo el día? ¡No gracias!

Sé que suena estúpido, pero apenas me di cuenta de algo:
cuando nos hagan regresar a trabajar de manera presencial, se hará
con todas las medidas, incluyendo distancia, gel y mascarilla todo el
día.

Al hacerme consciente de ello entré en pánico. Recientemente
en mi viaje a Cancún, tuve que pasar seis horas continuas con el
cubre bocas puesto (entre el transporte al aeropuerto, la espera en
éste, el vuelo en sí, la llegada y el traslado a mi hotel) ¡y ya me
estaba muriendo!

Al vivir solo casi no uso mascarilla, sólo me la pongo cuando
entro a algún negocio o transporte, así que hablamos de no más de 30
minutos, lo cual en realidad no es un gran sacrificio. Pero ¿usarla de
manera continua 9 ó 10 horas todos los días? ¡Ni madres!

Además está el mendigo gel antibacterial el cual me pongo
como máximo tres veces a la semana (dos que voy al súper y uno que
otro negocio que se pone loco), y tampoco me molesta porque es
poco pero, ¿usar esa madre a diario y que te la pongan de tres a
cuatro veces al día (al subir al camión de la empresa, al entrar a las
oficinas, al entrar al comedor y al volver a subir al camión) ¡No
gracias!

Esa madre efectivamente mata los gérmenes y, al mismo tiempo está matando la capa bacteriana tan importante que nos sirve para el sistema inmune. Lo que no entiende esa gente, que se baña en gel todo el día, es que sólo se están haciendo más débiles ante el entorno, porque no puedes acabar con los gérmenes del ambiente pero, sí con los de su cuerpo y, cuando eso pasa, tu sistema inmune está tan débil que cualquier mugroso virus y/o bacteria va a entrar y te va a joder.

No quiero usar gel a diario, es más, hasta voy a empezar a llevar guantes al Súper para ver si, con ese pretexto, dejo de ponerme esa madre porque, aunque la gente cree que está haciéndole un bien a su cuerpo, en realidad está haciendo exactamente lo contrario.

Sin auto todo el año

Habrán notado en la sección anterior mencioné "Subir al camión de la empresa" y no "manejar un auto", y no porque no quiera volver a tener uno, que admito sí extraño conducir pero, probablemente, mi ayuno de manejar se va a ampliar más de lo planeado.

Actualmente hay una crisis mundial de semiconductores, que está afectando a muchas industrias, incluida la automotriz. Eso quiere decir que cada empresa debe maximizar los materiales que tiene. Por tal motivo, en el trabajo dejaron de ofertar autos a renta desde hace dos semanas y los entiendo: si no hay tanto material, mejor privilegio la venta a un cliente que me va a comprar el auto nuevo, en lugar de darlo a renta a un empleado.

Lo malo es que esta escasez de material se ve que se va a prolongar hasta fin de año o, probablemente hasta el siguiente, así que muchos en el trabajo no vamos a tener auto de prestación en un rato.

Mientras sigamos de Home Office, la verdad no me preocupa porque no me hace falta el auto, ya que casi todas mis actividades las tengo cerca y, muy de vez en cuando, utilizo Didi para lugares más lejanos.

El problema estaría si nos hacen regresar a trabajar presencialmente y yo sin auto, idea que no me gusta nada. Pero después me tranquilicé y recordé que no nací en coche, que la empresa tiene transporte de personal y también tengo compañeros que viven cerca y con los cuales me puedo poner de acuerdo para ir al trabajo.

Obviamente preferiría tener mi auto propio y no depender de alguien más, pero tampoco es una situación que vaya a durar para siempre, así que no me voy a morir por pasar unos meses más sin coche.

¿Reservaciones para hacer ejercicio?

Desde hace unas semanas he recibido distintos mensajes de gente que me informa con gusto "¡Ya abrieron la unidad deportiva!" lo cual me causaba alegría pero, después me enteré que todo es con reservación y en un horario controlado. Y ahí dije "no, gracias".

Me gusta ir a la unidad deportiva, pero a la hora y a la actividad que yo quiera, no quiero ir por horarios restringidos. Me gusta tener libertad de quedarme más en la caminadora o, si tengo ganas, echarme otra hora de insanity o, cambiarme a otra actividad si no me gusta la instructora.

Lo mismo para la alberca, me gusta nadar a mi ritmo y sin prisas, a veces me tardo dos horas y otras un poco más, así que no voy a estar haciéndolo apresurado. Personalmente prefiero seguir haciendo ejercicio en mi casa y salir correr al aire libre, a mi ritmo y en mis términos, que ir a hacer ejercicio por horarios y con restricciones (sin contar la colocada doble de gel: en la entrada de la unidad y en la entrada del Gimnasio).

Tengo claro que voy a volver a ir cuando regrese a la normalidad "¿Y si nunca regresa la normalidad?" me podría preguntar algún jodón por ahí "Pues no regresaré nunca" sería mi respuesta mamona.

Ciertamente amo mi piscina y mis clases de Insanity, pero en lo que llevamos de cuarentena, me he dado cuenta que puedo llevar una buena rutina de ejercicios sin ellos, así que tampoco me voy a morir.

El Estrés está cabrón

Mientras estaba revisando un reporte con una compañera, de la nada, me dijo que le gusta hablar conmigo porque le infundo paz, esto porque me mantengo tranquilo ante el stress. La verdad me sorprendió, porque siento que estoy muy afectado por el mismo.

Sin embargo, escuchando los gritos, acusaciones y demás violencia que a diario presencio en mis juntas, debo de admitir que estoy manejando bien la presión. Obviamente tengo la ventaja de vivir solo, tener todo mi tiempo para mí, y procurar mis actividades para una calidad de vida.

He platicado con personas de otros departamentos y las expresiones son básicamente las mismas: "Desde que estamos en Home Office trabajo más y me desgasto mucho", "Ya estoy cansado de jornadas de 12 horas llenas de política, juntas y gritos", "Al primer recorte de personal me voy, porque estoy ya está afectando mi salud"

¿Yo? Aunque ya estoy más tranquilo que hace ocho meses (que se dio el cambio de puesto), no es porque el ritmo haya bajado, simplemente he ido agarrando experiencia y así he aprendido a defender mis horarios, porque créanme que a la gente le vale madre y te siguen poniendo reuniones fuera del horario oficial, pero los he aprendido a mandar a la chingada y, si no les gusta, que me acusen con mi jefa o, de plano, que me corran, a estas alturas del partido, ya no le temo a tal posibilidad.

Aclaro que no estoy en mi nivel óptimo de bienestar, porque el trabajo sigue absorbiendo mucho de mi tiempo, mucho más en Home Office que lo haría en presencial, pero estoy aprendiendo a sobrevivir y el hecho de estar mejor que hace meses me da esperanza.

Lo que es un hecho es que el estrés nos está matando y no sé cuánto tiempo más vaya a aguantar la salud física, mental y emocional de mis colegas, porque siento que muchos ya se están quebrando (en varios departamentos).

La importancia de verse

Debido a que mi jefa se va a regresar a Alemania dentro de unas semanas, se organizaron mis colegas para vernos en la Estrella de Puebla y sacarnos unas fotos grupales para que se las llevara con ella (que se van a enmarcar y firmar).

Como buen grinch, al inicio no me gustó que me sacaran de mi cueva pero, al final, no opuse mucha resistencia, porque quiero a mi jefa y sí me nacía verla, además de a mis compañeros.

Después de la foto, y aunque tenía mucho trabajo pendiente, accedí a quedarme a echar un cafecito con ellos porque si yo, que soy solitario, admito que los extrañaba un poquito, me imagino que ellos (que sí son sociables) pues necesitaban más contacto.

La verdad fue un momento muy agradable, en que hablamos de todo menos del COVID, porque nos hacía falta escucharnos y vernos en persona y no a través de un micrófono o una cámara. Y miren que lo dice alguien que no valora mucho la compañía de las personas.

Presión por la vacuna

En esa misma plática uno de mis compañeros, que tiene algunas ideas bizarras como yo, me preguntó bien honesto "¿Oye y nos pueden obligar a vacunarnos?" a lo que le respondí que no, que nadie puede obligarnos, y él me dijo "Qué bueno, porque no la quiero" pero le dije que mejor guardara silencio y que después platicábamos.

Y es que, con la psicosis que provocó el COVID-19, de pronto la vacuna ha pasado a ser una especie de santo grial, algo que de pronto está salvando tu vida y que tomarla te da un status casi divino. ¿Creen que exagero? Hay personas que se ponen a llorar cuando se las ponen a ellos o a sus seres queridos.

Sé que no soy tan cercano a mi familia y tampoco soy tan miedoso de la muerte, por lo menos no a los niveles patológicos del grueso de la sociedad. Así que para mí sus reacciones son exageradas.

"Tú estarás bien, pero piensa en tu mamá y hermanos", pues resulta que ahí compruebo que somos familia, ya que tampoco ellos se la quieren poner, y no porque les haya dicho algo, sino porque llegaron a las mismas conclusiones que yo por su cuenta. Así que si nos morimos por COVID, créanme que ninguno de nosotros vamos a llorar por ello, por la muerte sí, pero no por la vacuna.

Como ya he expresado en otros escritos, no tengo intención alguna de ponerme la vacuna, ya que el COVID es una gripa, ciertamente una más letal que las otras, pero una gripa a fin de cuentas, una de la cual mi sistema inmune se va a hacer (si no es que ya se hizo) cargo.

Así que todo el mundo se emociona cuando los vacunan, y te lo presumen como si fuera algo mágico y que fuese a resolver todos tus problemas en un tris. Eso sí, no se preocupan por cambiar hábitos alimenticios, de actividad física o de sueño, que es algo más efectivo contra muchas enfermedades, pero a la gente le gustan las soluciones mágicas y fáciles.

El caso es que no me afecta si la gente se la pone o no, y para el trabajo no me pueden obligar. Sólo me preocupan un poco los viajes, por ejemplo Europa ya dijo que va a abrir fronteras, sólo a turistas que vengan de países con poca incidencia de casos y que estén vacunados con algunas de las aprobadas por la unión europea.

Al leer eso dije "Bueno, no iré a Europa un par de años en lo que pasan estas restricciones", y también ya me estoy mentalizando igual para Japón, que son incluso más quisquillosos que los europeos.

A dónde voy a ir es a Estados Unidos en Septiembre y ahí sólo te piden la prueba de antígenos para entrar (obviamente que salga negativa). Así que viendo las tendencias, voy a ver cómo andan las restricciones de viaje para el otro año, si no seguiré viajando por

México, que para nada me molesta, en lo que baja la psicosis mundial por esta enfermedad.

Pequeña conclusión egoísta

Es chistoso, durante los primeros días del confinamiento me quejaba continuamente "Ya quiero regresar a mi vida normal" pero ahora, tras más de 15 meses en cuarentena, pareciera que he cambiado de opinión, pero no es así.

En realidad quiero regresar a mi vida normal, sin restricciones, sin cubrebocas, sin gel ni paranoia. Y no es un capricho mío (o así lo creo yo), porque mi sentido común indica que detuvimos el mundo por una gripa, una más fuerte de lo normal, pero la reacción fue desmedida e injustificable.

Ahora, sé que no me mando solo y que, por desgracia, aun dependo de mi trabajo, así que tendré que acatar las condiciones de la empresa. Lo malo o triste es que, eventualmente, vamos a recuperar nuestra vida normal pero, ya no va a ser lo mismo, porque mucha gente ya quedó marcada, ya vive con miedo, así que ahora la postura ante cualquier enfermedad estacional va a ser desmedida, acelerando ese proceso de descomposición social y falta de sentido común que ya traíamos desde hace tiempo, pero que ahora sólo hará más cómico o trágico este mundo en el cual vivimos.

Sin duda mis (hipotéticos) hijos estarán por siempre agradecidos conmigo, por no traerlos a este mundo que cada vez se vuelve más estúpido.

5 de Junio del 2021

Rendirse ante la vacuna

Como comenté en el escrito anterior, empezó a llegarme la presión social por vacunarme, en la empresa nos invitaron con mucho ahínco a hacerlo, hasta nos dieron chance de salirnos en horario laboral para recibirla. Así que, aunque no pueden obligarnos legalmente, sí se sentía el "acoso amigable y cordial"

Muchos conocidos me invitaban con vehemencia a vacunarme, lo cual me valía pepino porque no lo quería hacer sin embargo, muy a mi pesar, me acabé vacunando, aunque se podría decir que en contra de mi voluntad, pero que convenía a mis intereses.

Pero vayamos por partes.

Eres querido

Como también lo dejé claro en el escrito anterior, nadie de mi familia tiene la intención de vacunarse, lo cual me hace sentir bien porque al final, y en el fondo, compartimos los mismos valores e ideas.

Así que por ahí no tenía presión alguna, el problema fueron mis amigos, y no me refiero a esa gente que llama amigo a cualquier conocido, camarada o colega, me refiero a mis amistades verdaderas y cercanas y es que TODOS en su oportunidad, me empezaron a fregar con la vacuna: que si ya me había registrado, que si ya sabía en donde me tocaba, que aprovechara porque era la de Pfeizer, que si tenía cómo ir o si me llevaban, que si debía tener ciertos cuidados y demás.

Les mentía para quitármelos de encima "En Septiembre voy a Estados Unidos y allá me vacunó", pero salió peor la cura que la enfermedad, porque me empezaron a joder más "¿Por qué te esperas hasta Septiembre? Mejor vacúnate ahorita y reduce riesgos y bla bla bla"

No voy a negar que me sentí halagado por tan honesta y constante preocupación, y eso que no sabían que no tenía intención de vacunarme, sino la presión hubiera sido (aún) más intensa.

Pero voy a ser honesto, aunque quiero mucho a mis amigos cercanos, la verdad me hubiera valido berenjena su presión y no me hubiese vacunado, pero había un factor de peso que, muy a mi pesar, me hizo decantarme por tomar la vacuna: mucho dinero $_$

La NFL

Voy a ser claro, de no haber tenido viajes planeados fuera del país, ni de loco me vacuno y me hubiera esperado hasta el otro año en que hubiese bajado la paranoia y hubiera vuelto a viajar feliz y libre, PERO el señorito es adicto a la NFL y no fue capaz de resistirse otro año más sin ir a ver a sus amados Delfines.

Así que este año voy a ir a ver tres partidos de mi equipo, lo cual es un record para mí y me sirve para compensar que no fui a verlos el año pasado. El problema con esto es que ya había pagado mucho en vuelos, entradas y hoteles para arriesgarme a que, por mala suerte, antes de viajar saliera positiva la prueba de antígenos y perder todo mi dinero.

Y es que los vuelos están ahora más caros porque las aerolíneas quieren recuperar lo perdido el año anterior y, para reponerse, ahora debes comprar seguros extras para que te cubran en caso de que no puedas tomarlos por COVID.

Adicionalmente la NFL ha estado incrementando medidas contra jugadores, reporteros y staff que no se ha vacunado, así que era factible que hicieran algo con el público asistente a los partidos.

De hecho, al momento de comprar los boletos te lo especifican así: que deberás acatar las medidas que dictamine la liga respecto al tratamiento de la pandemia, y no te venden nada a menos que aceptes sus condiciones, o sea que, se podían poner cáscaras y cambiarme las reglas en cualquier momento.

(Nota del futuro: al final sí me pidieron la vacuna, no para entrar a los partidos de la NFL, sino para entrar el propio Estados Unidos, no sólo en 2021, también en 2022, incluso en un viaje a Colombia a finales del 2022)

Primer intento de vacuna

En la mañana fui a sacar copias de los papeles que te piden
para vacunarte y, en la papelería, me di cuenta que sigo muy caliente,
ya que la chica que me atendió se me antojó bastante aunque,
objetivamente, sabía que no estaba TAN bien, pero mi libido opinaba
otra cosa.

Fui a la hora, día y lugar que me tocaba de acuerdo al boletín
del gobierno estatal y al llegar vi una fila, literal, kilométrica. Me
formé pacientemente y al ver los apellidos y edades de la gente a mi
alrededor, me di cuenta que había mucha que no tendría que estar
ahí, ni en ese día ni en ese horario.

Pero ni me enojé, porque recordé que vivo en un país en
donde nadie respeta nada, así que fue iluso de mi parte creer que iban
a respetar reglas, horarios y tener la decencia de ser organizados.

Y es que, al ser el primer día y estar en el centro del pueblo,
la gente se aglutinó desde muy temprano, de hecho, me enteré de una
señora que se formó a las 10 am y salió ya vacunada hasta las 6pm.

El caso es que, después de cuatro horas formado y de que la
fila avanzó muy poco (al parecer se estaban metiendo en la parte de
enfrente), llegaron los de la guardia nacional a mandarnos a chingar a
nuestra madre, esto porque las vacunas se habían acabado para ese
día lo cual, obviamente, causó el descontento general, y es que yo
había perdido 4 horas, pero hubo otros que llevaban ahí ocho
esperando.

Desde mi perspectiva los horarios y días fueron muy mal
diseñados, ya que juntaron a tres grandes grupos en las mismas
fechas y a las mismas horas: los cincuentones, los cuarentones y las
mujeres embarazadas.

Me pregunté, ¿qué les costaba dividir dichos grupos en
diversas fechas y hacer más pequeños (y mejor controladas) las
cantidades de personas? Primero hubiera puesto a los cincuentones,
que ya era su segunda dosis, en la primera semana; a la siguiente a
los cuarentones, y en la tercera a las embarazadas, no que
programaron a todos en sólo tres días y ahí se armó el caos.

Así que los mandé a la goma y me dije, "Ni pedo, sigo con mi plan de irme sin vacunar y esperemos que todo salga bien". Honestamente me sentía un poco aliviado por no tener que vacunarme, aunque me volví a preocupar por el riesgo de mi dinero, así que me dije que me iba a esperar a la segunda jornada de vacunación, así que llegué a la casa y guardé todos mis papeles.

Cambiar las circunstancias

El miércoles me puse a trabajar tranquilamente, sin intención alguna de vacunarme. Sin embargo una compañera de la oficina nos comentó, en el chat grupal que tenemos, que pasó a vacunarse en menos de una hora en un hospital mucho más cercano a mi casa pero, irónicamente, en otro municipio (aunque todos estemos en la zona conurbada de Puebla).

Así que, una vez más, lo volví a intentar. Sí había una fila grande, pero nada que ver con la del día anterior, y es que aquí había un factor algo elitista que jugaba a mi favor: el hospital está al lado del periférico, así que para llegar ahí hay que hacerlo en auto, lo cual disminuía sustancialmente el flujo de gente, especialmente la que llega caminando, algo que no pasó en el del día anterior que, al estar en medio del pueblo, todos llegaron fácilmente y se atascó.

En teoría deberíamos vacunarnos en nuestros municipios pero mis amigos, al enterarse que no me pude vacunar el primer día por la muchedumbre, me dijeron que en sus unidades vieron gente de otros municipios vacunándose y que nadie se las hizo de jamón. Cuando llegué a la entrada sólo una señorita me dijo que no me correspondía ese hospital, pero le expliqué lo que me pasó un día antes y me dejó pasar.

Vacunado

La fila avanzó muy rápido y la vacuna también me la pusieron en friega, después nos pasaron a una carpa en donde teníamos que permanecer entre 15 a 30 minutos en observación, aunque nadie te observa ni madres, así que sólo tú debías decir si te sentías mal.

Había un doctor que nos dijo las restricciones tras ponernos la vacuna: nada de alcohol en unos días, reposo y nada de comida grasosa. Cuando dijo este último punto, literalmente, todos nos empezamos a reír, y seguramente el doctor sabía la pendejada que había dicho en un país con nuestra gastronomía.

También nos comentó los posibles efectos secundarios: como malestar, mareos, cuerpo cortado, fiebre y demás. Yo la verdad me sentía normal, así que pasaron mis quince minutos y me regresé caminando a casa los cinco kilómetros que me separaban de ella. Y lo hice felizmente porque fue por el circuito que normalmente corro los sábados por la mañana.

Lo único que sentí fue algo de dolor en la zona del piquete, pero ninguno de los otros síntomas de cansancio, cuerpo cortado y no sé qué tanta madre "¡Obvio!" concluí "Yo hago un chorro de ejercicio, duermo bien y cuido mi cuerpo, era claro que me la pelan esos efectos secundarios".

Y es por esa misma lógica que no me quería vacunar en un inicio, porque era lógico que si me daba (aunque estoy seguro que esa madre ya me dio) lo normal es que hubiera sido asintomático, pero prefería asegurarme antes que poner en riesgo tanto dinero pagado.

Algarabía

Cuando confirmé mi vacunación a mis acosadoras amistades, y no exagero estuve mandando fotos y ubicación para que vieran que era cierto, me resultó curioso que empezaron a decirme "¡Felicidades!" y yo así de "¿Por qué, si no es mi cumpleaños?" y me respondieron "¡Porque ya te vacunaron!" y ahí empecé a decirles que no era una vacuna para ser inmortal, sólo era una para una pinche gripe, pero les valió madre mi grinchez (ya están acostumbrados) y siguieron festejado que ya estaba vacunado.

Por mi cuenta estaba tranquilo porque me iban a dejar de estar acosando y mi inversión en viajes ya no corría tanto riesgo. Lo que sí es que ya estoy mentalizado que este acoso se va a repetir en cuarenta días, cuando venga la segunda dosis, pero espero que ya no sea tanta la intensidad, o interés, de mis amigos.

(Nota del futuro: La segunda dosis fue más fácil y rápida, porque lo hicieron en las instalaciones del club deportivo de la empresa (el cual tengo a tiro de piedra), abierto también para el público en general. Además aprovecharon para registrarnos y llevar un mejor control de los empleados vacunados ¬_¬)

Además debo de admitir que la vacuna me abre el panorama de viajes para el otro año, porque ahora sí podre ir a sitios como Canadá o Europa. A Japón no lo menciono porque ya lo dejé para el 2023, y es que otoño del 22 abren el Parque Ghibli el cual, obviamente, quiero ir a conocer.

20 de Junio del 2021

Es necesario regresar

Desde el año pasado nos están diciendo constantemente "Ya van a regresar el otro mes", "Ahora sí estén listos para volver de forma presencial" o "Vamos a regresar en un modelo hibrido: tres días en la oficina y dos en casa". El tema es que sólo nos traen como Pedro y el Lobo, porque no regresamos y seguimos de Home Office.

Los que no quieren regresar.

Lo curioso es que, al parecer, somos los únicos que seguimos de Home Office ya que, cuando sales a la calle, el movimiento ya se ve normal. Pero, por alguna razón, el Gobierno Estatal está muy estricto con las acciones contra la empresa.

Ahora, no es como que nadie se esté quejando de que no podamos regresar, al contrario, NADIE quiere hacerlo, y lo sé porque he tenido contacto tanto con mis compañeros y colegas de otras áreas y todos me dicen los mismo "Ya no quiero regresar a la empresa, quiero seguir trabajando desde casa" y me comentan que sus equipos piensan lo mismo.

Por eso, aunque no lo digan, he notado que cuando aumentan los casos de COVID y cambian el semáforo a un color más grave, mis compañeros muestran cierto alivio, porque saben que eso significa que aún no nos dejarían regresar. Obviamente no demuestran su felicidad, pero noto su alegría camuflada al comentar el tema.

La comodidad de trabajar desde casa

Entiendo la comodidad de estar en casa, las ventajas son distintas de persona a persona, pero sólo voy a compartir las mías. Para empezar, todos esos minutos de arreglo y traslado se traduce en más tiempo para dormir, desayunar más tranquilo, leer o escribir más.

También optimizo mi día al salir a correr en la madrugada y llegar cinco minutos antes de mi primera junta (a las 8AM) y tomarla en calzones o, si no tengo nada que presentar, escucharla mientras me estiro y desayuno.

Ya luego espero tener una media hora libre entre mis juntas, y bañarme de forma tranquila. De hecho, si vuelvo a tener alguna reunión en la que sólo debo estar escuchando, puedo hacerlo mientras estoy doblando la ropa, haciendo quehacer o comiendo mientras pongo atención a ciertos puntos. También puedo avanzar en temas alternos o reportes, mientras escucho, y eso me ayuda a ser más eficiente.

Otro motivo para mi felicidad es que todos los días salgo a caminar en busca de mi comida, lo cual me permite hacer ejercicio extra, además de que no como tanto por ansiedad, como cuando estaba en la oficina, en donde cualquier pretexto u antojo era bueno para que tragáramos cualquier madre a nuestro alcance. Mientras que, estando en casa, es más fácil controlar lo que como, así que no compro dulces o frituras como se hacía físicamente en Planta.

Eventualmente regresaremos

Aunque estemos muy cómodos trabajando desde nuestras casas, sabemos que eso va a llegar a un final tarde o temprano. Primero porque, debido a un cambio en la ley, la empresa nos está dando una ayuda para luz e Internet de 300 pesos mensuales (que éste es el primer mes que va a aplicar), lo cual es un costo adicional en una época en que se están buscando ahorros por todos lados, así que obviamente no les hace feliz pagarlos.

Y todos hemos dicho "Pues que nos quiten dicha ayuda con tal de dejarnos en Home office", pero como es una ley a nivel federal, y aunque quisiéramos ambas partes (empresa y empleados), no es de esas cosas negociables.

Además, aunque el gobierno Estatal insista en sus semáforos, amarillos, naranjas o rojos, la verdad es que casi todos los negocios están funcionando a la normalidad, con la única diferencia del gel y temperatura a la entrada, y eso sólo en algunos (especialmente lo grandes), porque al resto ya les vale madres, ya que te ponen ahí el gel por si te lo quieres poner de manera voluntaria.

La fecha de regreso

La escuela que tengo junto a la casa, que empezó el ciclo al 50% en línea y el otro 50% presencial, dentro de una semana ya va a regresar al 100% presencial, lo cual es un indicativo que las cosas ya están regresando a la normalidad, así que es inminente nuestro regreso a la empresa.

Según mis fuentes, esa fecha sería en Enero, porque esta semana empezaron a poner la primera dosis contra el COVID a las personas de entre 18 y 29 años y, en teoría, la segunda dosis vendría en Noviembre, dependiendo de la disponibilidad de vacunas, obviamente.

El caso es que la empresa está muy interesada en que todos estemos vacunados para superar las restricciones del gobierno y podamos regresar todos a de manera presencial. De hecho, nos están bombardeando con mails de "Vamos a ser una empresa con el 100% de su personal vacunado", pero ahí me pregunto ¿Qué les van a hacer a los que no se vacunen?

Conozco a muchos colegas (yo sería uno de ellos de no ser por la NFL) que no están dispuestos a hacerlo. Eso me da curiosidad porque, hasta dónde sé, legalmente no los pueden obligar ni los pueden correr por no ponérsela, aunque sabemos que en este país se puede todo, así que ya veremos qué pasa.

No es popular, pero sí sano.

Aunque estoy feliz trabajando en casa, debo ser honesto: es positivo que regresemos al trabajo presencial a la empresa. Aclaro, si alguien me dice "Te dejamos de Home Office lo que resta de tu vida laboral", lo tomo sin dudarlo pero, además de que eso no va a pasar, sé que es más productivo regresar al modo presencial.

Voy a empezar hablando de mi caso para terminar con algunos aspectos generales.

En el caso de la comida, aunque no compro golosinas o frituras, tampoco quiere decir que coma del todo sano, ya que normalmente como tacos, pizzas, hamburguesas, tortas y, muy de vez en cuando, me llego a hacer una ensalada.

Así que regresar al comedor de la empresa representaría una mejora en mi alimentación, porque nos dan un menú más equilibrado, así que comería sopa y más verduras. Aunque todo lo bueno se anularía con las porquerías que acabaría comiendo entre comidas ¬_¬.

Trajes y autos

Algo que no me es propiamente vital, pero admito que se sentiría padre por vanidad, sería volver a vestir de traje y corbata. Y conste que soy muy feliz vestir de huaraches y bermudas todos los días, pero a veces extraño mi programación de utilizar el disfraz laboral.

Algo que sí extraño es manejar, sentir esa independencia de poder moverme a la hora y al lugar que quiera. Además de tener la flexibilidad de planear vacaciones nacionales y llegar por auto. Y sé que me estoy ahorrando una lana entre renta, gasolina, estacionamientos y demás gastos en que uno incurre al tener un auto, pero esa independencia lo vale.

Y ése es el único punto por el cual no quiero regresar todavía a la oficina porque, por el momento, no tenemos autos de renta, así que dependería de los aventones de mis colegas y amigos, que lo harían con gusto, pero no me gusta dar molestias, porque procuro ser tan independiente como sea posible.

Salud mental

Tal vez la gente no lo entienda de entrada, pero regresar a la oficina sería algo saludable mentalmente hablando, ¿Por qué? Para separar el trabajo de tu vida personal que, actualmente, tienes ambas en el mismo lugar. Mucha gente no entenderá, porque ya está acostumbrada al Home Office, pero el trabajo se ha vuelto parte de tu rutina en casa. Sé de gente que se conecta en fin de semana para sacar pendientes o se enlazan en la noche para terminar lo que quedó inconcluso.

Si vas a la empresa, estás programado para ser más eficiente y tratar de terminar tus tareas a tus horas y dejar el trabajo en la oficina y enfocarte en otras cosas fuera de ella. Sin darnos cuenta, al tener la lap en todo momento, se ha ampliado el horario laboral, además de darle pretexto a los jefes de "oye, conéctate tantito a la lap y mándame esto", lo cual ya se ve natural, pero no quiere decir que esté bien.

Así que tal vez pensemos que tenemos mejor calidad de vida por estar en casa, pero en realidad ya estamos adaptados a este ritmo laboral por lo que, muy probablemente, seamos menos eficientes y dediquemos más tiempo al trabajo, porque lo entremezclamos con cosas de la casa y así no se siente tanto. Así que debemos separar los lugares donde trabajamos y vivimos para hacer esa sana división entre vida laboral y personal.

El contacto humano

Ahora, hay un aspecto que, aunque no anhele, creo que me resultaría benéfico: el contacto humano, porque admito que me estoy volviendo un cavernícola. No es como que antes fuera un dechado en habilidades sociales (aunque sí me defiendo), pero la falta de ver gente en vivo me va deshumanizando (que tampoco es que me moleste tanto) y siento que eso puede tener repercusiones en el futuro.

Eso lo veo en mi reacción cuando estoy con mujeres, porque ahora me ponen más nervioso (por no decir cachondo) que de costumbre, y eso es porque ya no suelo tener contacto con ellas (con hombres tampoco, pero ellos me valen madres). Así que noto que me prendo muy fácil con féminas que, hace un par de años, ni me hubieran llamado la atención, y eso no me gusta, porque quiere decir que soy más susceptible al contacto humano.

Así que me haría bien volver a convivir con personas, tener roce social, escuchar chismes, ver mujeres sabrosas y demás. De igual forma, aunque esté adaptado a mis rutinas de ejercicios, también me gustaría ir a mis clases de Insanity, volver a nadar e ir al Gym. Obviamente me encanta correr solo, pero el convivir con otras personas supongo que me hace bien.

Hueva de unos, miedo de otros

Pero, volvemos a lo mismo, estamos demasiado cómodos en este encierro del cual nos quejábamos al inicio. Por ejemplo, mi rutina es muy sencilla, casi todos los lugares a los que voy están a tiro de piedra, tomando sólo un par de Didis a lo largo de un mes, porque todo lo demás lo veo caminando.

El problema de estar tan cómodo es que me da hueva ir a algún otro lugar. Por ejemplo, tengo que llevar a que reparen el armazón de mis lentes y me da hueva ir a la óptica, que está a cinco miserables kilómetros, pero no es por la distancia, más bien me molesta salir de mi rutina y mi zona conocida.

Y es que se puso tanto énfasis y, sobre todo paranoia, en encerrar a la gente que ahora ya no quieren salir, ya sea por miedo o por hueva. Ahora la gente no sale por temor a morirse, como si fuesen a ser inmortales ¬_¬.

Lo veo con muchas que se echan tres y cuatro veces, en un lapso de 30 minutos, gel antibacterial (los he visto). Gente que trae su propio spray antibacterial y limpia TODO a su alrededor de manera compulsiva. Personas que traen doble mascarilla y cubierta facial. Gente que, sin importar que esté vacunada (porque con tanto miedo es obvio que ya lo hicieron), siguen viviendo con terror de salir al mundo.

Gabachos sensatos

Pensé que en mi viaje a Estados Unidos iba a presenciar algo similar o peor de lo que veo a diario en México, especialmente considerando lo paranoicos que son, pero no, en verdad me llevé una sorpresa positiva, de las pocas veces que me pasa en el Gabacho.

Tanto en Boston como en Miami, sólo se usaba mascarilla en lugares cerrados, en ningún lado había gel antibacterial ni toma de temperatura. La gente estaba afuera, haciendo su vida normal y muy feliz. Incluso en los estadios que estuve (dos de 65000 personas, totalmente llenos), NADIE estaba usando mascarilla porque, técnicamente, son recintos abiertos, y todo el mundo estaba disfrutando del partido de lo lindo.

Habrá quien me diga "Pues es que Estados Unidos lleva un 70% de la población vacunada mientras que en México sólo el 30%" y sí, pero ¿qué creen? No creo que pase del 50% el porcentaje de la población vacunada en nuestro país. ¿Y qué vamos a hacer? ¿Seguir encerrados hasta que todos lo estén? ¿Van a hacer obligatoria la vacuna? Hasta donde sé, eso es inconstitucional.

La vida es afuera

Vacuna o no, hay MUCHA gente que sigue asustada, además de que se sienten superiores por usar mascarilla, gel antibacterial y ser unos pinches paranoicos con cada aspecto de higiene.

El problema es que, los que seguimos en el encierro ya estamos acostumbrados, y eso no es natural. Al final no se supone que debamos vivir enclaustrados en casa, y conste que estoy muy cómodo, pero eso no quiere decir que sea sano.

Veremos qué pasa y finalmente cuando regresamos, lo cual no nos va a gustar a la mayoría de empleados en la empresa pero, al final, será lo más positivo y sano.

8 de Octubre del 2021

Regreso presencial a la oficina

Ya dediqué todo un escrito argumentando porqué debemos de regresar a trabajar presencialmente a la empresa y, aun así, sabía que no iba a ser un momento fácil. Así lo hicieron evidente mis compañeros, por la manera en que reaccionaron cuando nos lo dijeron en junta de Staff.

Honestamente, aunque estaba renuente igual que ellos en cuanto a volver, me dio ternura toda la resistencia que opusieron, dando todos los argumentos que pudieron (algunos válidos, otros ridículos), pero no entendían que no nos estaban preguntando, en realidad, nos estaban avisando que teníamos que regresar, esto a partir de noviembre. Y que digan que nos dieron un par de semanas para asimilarlo, porque peor hubiera sido que nos hubieran avisado un viernes para regresar el lunes siguiente.

A pesar de que tengo un estilo de vida MUY cómodo gracias al Home Office, en verdad no me enoja regresar a la oficina. Lo que me molesta es hacerlo sin auto. Y venga, que no nací en coche y el mundo no se acaba, pero me gusta la independencia que te da tener un vehículo propio.

Y ni siquiera voy a tener que tomar transporte público, que no me muero porque lo he hecho varias veces en estos meses sin auto, es más, eventualmente usaré el transporte de la empresa, pero serán las menos. No me preocupa llegar al trabajo porque tengo tres ofertas de amigas que me pueden llevar y traer diario.

"¿Entonces para qué estás de mamador Hebert? ¡Tienes el problema resuelto!" dirá alguien por ahí con cierta razón. A ver, NO me gusta dar molestias, y éstas las voy a dar durante algunos meses porque, debido a la falta de semiconductores, no vamos a tener coches en renta un muy buen tiempo (la prioridad de la empresa es venderlos, no rentarlos).

Además, otro factor es que no me gusta comprometerme, y ahora voy a quedar bien ensartado con estos favores, tantos que me van a hacer durante meses, que voy a tener que ponerme bello para compensar todas esas molestias que voy a dar.

Finalmente, soy neurótico, y no tengo empacho en decirlo, así que me gusta tener bajo mi control todo lo que sea posible, especialmente mi tiempo. Me gusta saber que no dependo de nadie para hacer mis cosas y manejar mis horarios a mi antojo. Así que eso es lo que me molesta: tener que adaptarme a los tiempos de alguien más, pero no me queda de otra y tendré que apechugar algunos meses.

(Comentario del futuro: Justo antes del programado retorno, nos atrasaron el regreso porque vino otra ola de contagios y muertes, así que no lo hicimos en noviembre)

18 de Octubre del 2021

La Iglesia Covidiana

En la reunión de fin de año de mi equipo laboral, hubo un gran tema que, tontamente, ha marcado a la humanidad y que no podía quedar exento de ser mencionado en dicha reunión.

El problema es que el COVID ha trascendido más allá de ser una simple enfermedad y se ha enquistado en el inconsciente colectivo, llegando su idea a ser más poderosa que la gripe misma (lo que hace la maldita manipulación mediática).

Anhelo de libertad

Un año antes TODOS andaban con su paranoia por el COVID y ahora, el anfitrión (mi nuevo jefe), tuvo la decencia y sensatez de decirnos "Aquí somos respetuosos de la postura de cada cual, si te quieres dejar la mascarilla no te lo tomamos a mal, si te la quieres quitar, también serás respetado", obviamente NADIE se dejó el cubrebocas, con el pretexto que "TODOS" nos hemos estado cuidado.

Creo que abrir esa puerta fue una sensación de libertad, el despojarse del cubrebocas, y conste que casi no lo uso, por mi estilo de vida solitario, y porque sólo lo uso en donde la piden. Pero veía que de inmediato se la quitaron en cuanto se los dijeron, haciendo evidente que ya estaban hasta la madre de la mascarilla, y no los culpo.

Y nadie lo dijo abiertamente, pero en sus actitudes positivas se notaba que la mayoría ya anhelaba convivir con otras personas de manera libre aún con el riesgo de contagiarse de tan "terrible" gripe y morirse por ello.

Eso me lleva a los vínculos porque, en la reunión, noté ese gusto, fuerza y sentimiento con el que nos volvimos a abrazar, tocar y hablar de cerca, todo con una alegría enorme. Hasta yo, que no soy tan gregario, me sentí feliz, ahora imagínense el sentimiento de los demás de volver a sentir el contacto humano al abrazar, tocar y besar a alguien después de tanto miedo y tiempo.

Era notorio que TODO el mundo se estaba tocando, los hombres con golpes juguetones de machos y las mujeres con caricias sutiles. Esos toques en las piernas, hombros o brazos cuando platicábamos, y no precisamente porque quisiéramos coger (o tal vez sí). Pero ese anhelo del contacto humano fue evidente. Y ahí hay una dicotomía, que voy a tratar más adelante porque, por un lado ya no quieren regresar a la oficina, pero por el otro se extrañan mucho.

Lo malo para ellos es que no se puede tener las dos cosas porque son mutuamente excluyentes: no puedes tener contacto si te quedas trabajando en casa, a menos que te estés reuniendo de manera periódica y eso se contrapone al objetivo del Home Office. Más de este tema al final del ensayo.

Los apestados

Cuando dijeron, "Al fin que todos ya estamos vacunados", crucé miradas con las dos personas que no lo están, y lo sé porque me lo han compartido, porque creo que están en lo correcto, aunque sí me acabé vacunando, esto por la presión que me pusieron si quería ver mis partidos de NFL en Estados Unidos, de lo contrario hubiera perdido mucho dinero. Y es que, ya dentro de Gabacholandia no había problema, pero para volar y para entrar a ciertos sitios, sí te pedían el certificado de vacunación.

Obviamente no dije nada, y así se los hice saber con mi mirada. Además no tenía por qué delatar a nadie. Primero porque es una gripe sobredimensionada, y la segunda es más importante, porque no quería matar ese momento de libertad y alegría que todos tenían por convivir y poder tocarse, felicidad que les quitaron los medios con su campaña de miedo desde hace dos años.

Esa satanización de convivir y tocar a alguien que va en contra de la naturaleza humana. Así que no iba a contribuir a esa psicosis que les inculcaron, robándoles la alegría y señalando a los no vacunados como si fueran una especie de escoria o si fueran leprosos para que no los toquen.

La vacuna ha sido tan idolatrada que hasta determina si eres una especie de ciudadano de primera, segunda o tercera categoría. La mal llamada vacuna (porque no evita que te contagies) se ha convertido en una muestra de estatus, y hasta presumes si te tocó alguna de las "buenas" como Pfeizer, Astra Seneca o Johnson, mientras que si te toca la Sputnik, Cansino o Sinovac, pues no eres tan importante como los primeros.

Animales quejándose

Mi jefe es muy político, así que expresaba primero sus opiniones honestas, hasta que alguien le rebatía, así que las adaptaba. Y me quedaba pensando "¡No wey! Mantente y defiende tu postura" pero, a fin de cuentas político.

Dentro de esas opiniones dijo "Es que a final somos animales", lo cual es cierto, y le di la razón pero, de pronto, una compañera que es MUY religiosa, de manera enferma, agregaría yo, lo cual es una lástima porque está buena y con gusto me la cogía . . . . ejem . . . .volviendo al tema. Resulta que esta chica replicó ofendida "Yo no soy un animal", así que el otro la arregló y terminó desdiciéndose.

Pude entrar a la discusión y reforzar con argumentos del porqué somos animales (de entrada porque usualmente nos dejamos llevar por los instintos en decisiones vitales), pero también he aprendido que no tiene caso mostrar mis verdaderos colores con gente que no vale la pena dialogar y, sobre todo, que no está preparada para mis ideas y no merecen el regalo de mi honestidad.

He aprendido que es inútil discutir con alguien que no tiene la capacidad de entender un argumento distinto a su dogma. Y lo mismo pasa con el COVID, pero sigamos con este mismo caso.

Respetando creencias ajenas

Cuando empezamos a comer, el anfitrión le pidió a mi misma compañera religiosa que hiciera una oración para bendecir los alimentos. Si me hubiera puesto igual de intransigente que ella, me hubiera parado y dicho "No estoy de acuerdo en que hagamos una oración porque no soy creyente" pero, a diferencia de ellos, sé controlarme y también entiendo que las ideas de los demás no afectan mi realidad, así que me quedé callado de manera respetosa, eso sí, tampoco cerré los ojos ni junté las manos en son de rezar, porque no iba a ser falso y pretender creer en algo que no creo.

Hace tiempo dejé de ser esa persona violenta que atacaba la religión en cualquier oportunidad. Si quieren creer que Mickey Mouse creó el Universo, bien por ellos, que sean felices con sus ideas retrogradas.

Cada uno de nosotros está limitado por las creencias, educación, cultura, familia, dogmas, traumas y demás bagaje que hemos ido recolectando a lo largo de nuestra vida. Y no digo que ya no lo esté, pero la diferencia es que estoy consciente que mi verdad no es la universal, a diferencia de ellos que creen que sus creencias son incuestionables.

Cuando ves ese tipo de personas te da hasta ternura, por no decir lastima de lo limitado de su entendimiento, y sé que el mío no será el más amplio pero, por lo menos, sí un poco más extenso que el de ellos. Tal vez por ello he llegado a ese punto en que ya no me es imperativo decir "¡Wey! ¡Estás bien pendejo!" mientras empezábamos una discusión que no iba a tener ganador y sólo nos iba a desgastar.

Cada cual tiene derecho a creer lo que quiera y vivir de acuerdo a ello. Yo seguiré creyendo que están equivocados, pero no tengo ninguna necesidad de discutir con gente que no está dispuesta a escuchar algo diferente.

Ya no quiero gastar mis recursos al enfrascarme en una pelea sin sentido y que, tal vez, pueda dañar nuestra relación profesional. Y digo profesional porque de amistad, puedo presumir que no tengo amigos pendejos . . . bueno . . . . por lo menos no en el aspecto de creencias, porque en otros sí están bien pendejos, pero de manera inteligente.

Tal vez, cuando fallezcamos, sabremos cuál era la verdadera de esas creencias, aunque creo que, para esas alturas, ya no va a importar. Así que los dejo ser y mientras no estén jodiendo al prójimo, que hagan lo que quieran.

Manipulación

Cuando ves esas creencias tan arraigadas, entiendes lo fácil que es manipular a la humanidad y hacerles creer tal o cual hecho, sin importar que sea cierto, incluso indicándoles lo que deberían anhelar y despreciar. Y los círculos del poder se han dado cuenta de estos juegos psicológicos y así nos hacen creer lo que ellos quieren.

Y ahí regreso al tema de los animales de dos secciones arriba. Los humanos somos animales que se creen superiores por su supuesta, y celebrada, consciencia pero que se nos dificulta aceptar que son dominados por nuestros instintos.

Tan animales somos que caemos en ese condicionamiento de Pavlov. Obviamente no nos tocan la campanita para que salivemos en espera de la comida, pero ya estamos programados para reaccionar de tal o cual manera, y no razonamos las cosas, sino que seguimos el patrón aprendido por el resto de animales que nos precedieron.

Sólo respondemos a los estímulos que nos dan los grupos que en verdad mueven nuestra existencia de manera global y, aunque no soy de los conspiracioncitas, no dudaría que algo tuvieron que ver en esta "pandemia" que, casualmente, sólo está enriqueciendo aún más a las farmacéuticas.

No te acabes Santo COVID

Esa manipulación se vio en algo que, nadie dijo abiertamente, pero se notaba un evidente dejo de esperanza que, con la nueva variante del COVID (Ómicron), el Home Office se prolongue tanto tiempo como sea posible. La gente ya no quiere regresar a trabajar físicamente, lo cual es irónico, porque también quieren volver a convivir presencialmente pero, por el otro lado, ya no queremos manejar y el estrés que se genera trabajando de manera presencial.

Pero no sólo era la nueva variante, también era el frío que viene fuerte en este invierno lo cual se notaba, a través de sus comentarios, que todos anhelaban interiormente una ola fuerte de contagios y muertes que les asegurara mantener el status quo que nos generó esta supuesta pandemia.

Y ahí nació el concepto de este escrito: La religión
Covidiana, a la cual se le teme pero, al mismo tiempo, están
agradecidos que haya llegado por este nuevo estilo de vida que
tenemos (Home Office). Me vacuno para que no me mate, pero me
alegra que siga habiendo casos y muertos para que no me dejen
regresar al trabajo físico.

La estructura de la Iglesia Covidiana

Resulta curioso como esta situación ha creado una nueva
religión, en donde el Dios es el COVID, que es tan cruel (porque
mata) como justo (porque me tiene en casa), los Covidiotas somos
los ateos o no creyentes, la OMS es el Vaticano o máximo exponente
de la Iglesia Covidiana y los Fauci, López Gatell y cada vocero que
va dando las cifras en cada país sería el Arzobispo y sus sesiones
informativas como las misas para dictar la palabra de Dios.

La vacuna es como el bautismo que te salva de la furia de
Dios y, dependiendo la marca, será tu status dentro de la religión,
porque no tienes la misma calidad moral si tienes la Sinovac que si
tienes la Pfeizer. O sea como las divisiones entre las religiones
Judeocristianas, en donde algunas se consideran más importantes que
las otras. Porque ahora la vacuna determina a qué secta perteneces.

Pero ahora se anuncia cada nueva variante como una nueva
aparición de su Dios "Ahora viene Ómicron", que es más contagiosa
pero menos letal, pero la gente la celebra y anuncia por todos lados.

Y la gente es pendeja (sé que no estoy descubriendo el hilo
negro) porque las variantes van a seguir llegando, porque los virus,
bacterias y demás son seres vivos que van mutando; pero las masas
son ignorantes y se aterran por algo natural y que ha pasado desde
siempre con las enfermedades. Y como los medios lo anuncian con
bombo y platillo, ellos se aterran sin antes investigar que es algo
normal.

Covidiota = Ateo de la Iglesia Covidiana

Bajo esta lógica el Covidiota es alguien ignorante y estúpido
por ir en contra de lo que la mayoría cree (o le hicieron creer), y se le
da el mismo trato que a un ateo cuando hablas de religión, porque es

un pobre estúpido que no cree en lo que todos creemos. Eso sí, a diferencia de Dios, el Covid sí existe y está matando gente, de eso no hay duda, lo que es una exageración es tomarlo como una pandemia cuando es una gripe fuerte, pero no es la peste negra ni nada por el estilo.

Los creyentes se atreven a defender su iglesia contra los Ateos o Covidiotas: "Es que eres un ignorante, ¿cómo no puedes ver que esta enfermedad es tan poderosa e implacable nos está extinguiendo?" Y bueno, será porque no se ve, porque cuando te pones a analizar las cifras, te das cuenta que son los de una gripe fuerte, pero tampoco es el fin del mundo como los medios te quieren hacer creer y que la mayoría de población manipulable les ha comprado.

Que es lo mismo que uno como Ateo les puede decir "Si analizas los hechos te darás cuenta que tu Dios no existe" pero es inútil hablar con un fanático. Y ahí te das cuenta lo increíble que es la humanidad la cual, tras miles de años de supuesta evolución y avances, sigue siendo igual de primitiva y manipulable que aquellos cavernícolas que crearon sus Dioses basados en el sol, viento, aire, mar y demás. Y seguimos siendo esos animales que se dejan influir por lo que perciben y, aunque tenemos la capacidad de razonar, muy pocas veces lo hacemos (y cada vez menos).

Luchando por tu vida

Esa ignorancia de la Iglesia Covidiana, impulsada por el miedo, está costando más vidas de las que debería. Apenas hablaba con una colega en Alemania y me comentaba que ya había empezado el frío, las horas de luz eran pocas y el sol ya no se sentía, todo esto mientras seguían de Home Office.

Cuando me dijo eso me hizo recordar la criticidad de algo que ya sabía, pero no había conectado con el COVID. Aquí en México tenemos mucho sol, frío relativamente manejable (más fuerte en el norte, pero decente gran parte del tiempo), además de que salimos a cada rato y nos valieron pito las restricciones impuestas, así que algunos obedecían según sus intereses. Sin embargo, allá en Alemania son más obedientes lo cual les está costando la vida.

Mi colega me decía que estaba preocupada, porque de por sí ellos se deprimen mucho en época de frío, al tener que permanecer encerrados, ya que es difícil hacer su vida afuera, con poca o nula luz de sol, además de las bajas temperaturas. Ahora si le metes la paranoia por una enfermedad, la situación empeora.

Y ahí me di cuenta que en los países más al norte la gripa es más letal, porque el miedo, estrés y depresión les bajan las defensas y ahí valen madre más rápido al enfermarse a alta escala. Recalco que el miedo ha matado a más personas que el propio COVID. Al encerrar a todos se cumplió el dicho de "la cura salió peor que la enfermedad".

Ahí entiendes la razón de porque tanta gente está protestando en Europa: para que no los enclaustren ya que, básicamente, están pidiendo por su vida, que les dejen ser humanos y no los encierren por una enfermedad que ha matado al 0.0068% de la población mundial, o sea a 7 de cada 10000 personas en el mundo ¡Cuanta letalidad! Cuando hay otras causas (infartos, cáncer, accidentes cerebrovasculares y demás) que cobran más vidas en el mundo pero, como no son la enfermedad de moda, nadie le da importancia a esas cifras.

Personalmente me quejo del COVID por todas las restricciones pendejas y exageradas que ha fastidiado mi vida (especialmente mis viajes), porque estoy seguro que no voy a morirme por ello, sin embargo, hay gente que está muriendo por nada, por algo que si no fuéramos tan frágiles y manipulables, no debió pasar así.

Obviamente mueren por COVID, pero si se le hubiera dado un tratamiento normal, y no tan paranoico o psicótico, a la enfermedad, no tendríamos tantos muertos. Por ejemplo, a la Influenza se le dio mucha cobertura hace 12 años, lo cual me pareció exagerada pero, por lo mismo que no cambiamos mucho nuestro estilo de vida (y conste que México fue el epicentro), las cifras de muerte no fueron tan relevantes (un millón de muertos en todo el mundo), y tampoco se le dio la obscena cobertura de ahora.

Si no le hubiéramos dado tanta atención al COVID, a estas alturas ya tendríamos la inmunidad de rebaño sin necesidad de supuestas vacunas que no lo son, son simples ayudas, porque de todas formas te puede dar la enfermedad, así que no es una vacuna sino un simple apoyo.

Tal vez hubieran muerto algunos miles o, a lo mucho, un millón pero ya hubiéramos salido adelante sin tanto miedo y drama, lo cual nos ha jodido los pocos años que nos quedan como civilización, esto no por COVID, sino por el manejo tan irresponsable de nuestro recursos naturales.

Algo debe de ceder

Volviendo a la cena de fin de año, que generó este escrito, un tema que se expresó con fuerza, y en el que TODOS estuvimos de acuerdo, es que nuestra calidad de vida se había incrementado desde que nos mandaron al Home Office. Y, aunque sabemos que la empresa no lo va a hacer, si nos hubieran dado a escoger para el resto de nuestra vida laboral, todos hubiéramos aceptado que nos hubieran dejado de Home Office.

Eso de la calidad de vida lo corroboré un día antes, en que me tocó ir un ratito a la planta (*Nota del futuro: al final sí logré conseguir un auto de la empresa en Noviembre*) y, a pesar de ser medio día, me tocaron una bola de simios manejando que me hizo decirme "Sí extrañaba manejar, pero no extrañaba a esta bola de pendejos", y es que ese ritmo de vida tranquilo de no manejar también es calidad de vida.

Pero, como ya comenté líneas arriba, la gente también estaba feliz de volver a convivir presencialmente. Así que algo va a tener que ceder: tu calidad de vida (Home Office) o tus vínculos humanos (presencial), no puedes tener los dos.

Personalmente si me dijeran que me quedo de Home Office para siempre, lo tomo sin pensar pero, debo admitir, también me hace bien tener contacto real, aunque no los anhele tanto como mis colegas pero, al final, también soy humano, por lo que, como ya expresé en el escrito "Es necesario regresar", creo que lo mejor es dejar el Home Office atrás.

Además tengo maneras de cuidar mi calidad de vida al llegar temprano y salir puntual del trabajo para evitar tráfico y asegurar mis actividades fuera de casa, protegiendo mi tiempo personal.

Sin embargo mis colegas quieren tener todo al mismo tiempo pero, en este caso, ambas se contraponen. Lo ideal para ellos sería vivir a dos pasos del trabajo y trabajar de Home Office y, cuando se les ofreciera, darse una vuelta por la oficina para convivir.

Y de ahí nació la idea del esquema hibrido bajo el cual vamos a regresar (tres días presenciales y dos en Home office), así vamos a tener lo mejor de dos mundos y a la empresa también le conviene.

Esto será válido a partir de Enero lo cual, paulatinamente, irá acabando con la Iglesia Covidiana (por lo menos en mi ambiente de trabajo) y poco a poco regresaremos (espero) a la normalidad aunque he aprendido a no sobreestimar a la humanidad, así que mejor no debería hacerme muchas esperanzas.

21 de Diciembre del 2021

Volviendo a la oficina

En la mañana recibí dos mensajes de diferentes personas "No quiero regresar" y sí, conocía bien ese sentimiento, de hecho, tuve que hacer este escrito que me sirvió de catarsis para desahogar mi frustración.

El día antes

Ya nos venían anunciando que "Se acercaba el Lobo", respecto a regresar a trabajar presencialmente, pero siempre nos posponían la fecha. De hecho, la gente todavía guardaba la esperanza de que lo pospusieran una vez más, con el aumento exponencial de casos del Ómicron, pero sus plegarias no fueron respondidas.

Pero por lo menos el regreso no fue total, ya que nos permitieron hacerlo de forma híbrida (tres días presenciales y dos de Home Office), además de que podíamos elegir los días que mejor nos acomodaran. Y al parecer ese modelo ya va a ser permanente.

Es por eso que mi primer día regreso a la oficina lo puse hasta el Martes, para aminorar un poco el impacto de regresar presencialmente y mantener mi rutina de Home Office un día más. En la noche del lunes repasé todo lo que debía llevar para que nada se me fuera a pasar (como mi credencial o las llaves de la cajonera).

De hecho Irene, mi vecina con la que me llevo muy bien, me preguntó muy alegre si ya volvía y, en verdad se le notaba mucha emoción. No sé si porque ya me quería fuera del fraccionamiento o, tal vez, porque eso era un paso más para volver a la normalidad en el mundo.

También me sentí como chamaco en su primer día de clases, porque seleccioné mi ropa desde una noche antes y es que, aprovechando que era la primera semana de enero y que todos íbamos a retornar, decidí llegar un poco tarde con tal de irme a correr temprano.

Pensamientos previos

Llegué, desayuné y me bañé en friega para irme a la oficina. Ésa es otra ventaja del Home Office, porque acabas de hacer ejercicio para después desayunar y bañarte con calma, aprovechando algún rato libre sin juntas. Ahora iba contra reloj y ese estrés no es chido.

Tras 21 meses sin vestir de manera formal, me sentí raro de volver a ponerme pantalón, camisa y zapatos, de hecho les tuve que quitar el polvo a estos últimos y me acordé que recién los había estrenado en el 2020. Fue una sensación extraña tras casi dos años de sólo usar tenis, playera y mezclilla. Aunque el sentimiento de reestablecerse no fue total porque aún no me dejaban utilizar saco ni corbata, así que habrá que esperar a ver si algún día volvemos a usarlos.

Era increíble que unos días antes hubiera estado en depresión por regresar porque, por otro lado, ya estaba ansioso de hacerlo, y es que amo el Home Office, pero ya estaba harto que nos estaban azuzando, como Pedro y el Lobo con eso de "Ya van a regresar", "Ahora sí, ya van a regresar", "Prepárense porque ya es de verdad" y así.

Así que ya estaba hasta la madre y decía "Pues al mal paso darle prisa", por eso no estaba de acuerdo con la postura de mis compañeros que querían que todavía nos dejaran de Home Office y es que me decía "¿Para qué posponer lo inevitable? Entre más lo retrasen más feo vamos a sentir", así que por eso ya quería que regresáramos, para terminar con tanta incertidumbre (además para eso había sacado auto en renta).

Y ahí nos dio en la madre una ley que aprobaron el año pasado, en donde si pasas más del 40% de trabajo en casa, entonces la empresa te debe dar ayuda con el Internet y la luz. Estoy seguro que sin esa ley, la compañía nos hubiera dejado de Home Office para siempre, pero bueno, los hubieras no existen.

Felicidad matinal

Me sentí feliz de manejar hacia la planta, y de hecho me ayudó mucho escuchar súper rolas como "Melt with you" de Modern English, "It's my life" de Talk Talk Talk, "Jump in the Line" de

Harry Belafonte o "Jazzman" de Carole King, así que me la pasé cantando y bailando todo el periférico, así que no sufrí en absoluto por el tráfico (que también ayudó que los chamacos aún no entran a clases).

Lo que sí es que tuve que fijarme bien en el camino, tanto para detectar en dónde estaban las cámaras de las fotomultas (porque me las cambiaron los desgraciados), así como los nuevos baches que se hubieran formado.

Llegué y ya había algunos de mis compañeros, con los cuales no pudimos evitar abrazarnos, aunque estaba prohibido. También aproveché para conocer a muchos colegas que se integraron al equipo en estos casi dos años y que sólo conocía de voz.

Ya después del riguroso abrazo por toda el área, empecé a instalarme en mi lugar. Y es que durante la cuarentena, nos cambiaron de edificio, así que nada estaba listo, por lo que tuve que revisar las conexiones de la computadora, limpiar el lugar, checar cables y demás.

Escombrando y cansancio

La verdad fue una hueva, y me tardé bastante. Lo bueno es que no era el único, ya que pasar por un proceso de cambio, rodeado de tus compañeros en la misma situación, te ayuda afrontarlo mejor, porque el compartir una misma desgracia la hace más llevadera.

Al abrir la caja en donde habíamos metido las cosas para nuestra mudanza, te das cuenta la gran cantidad de basura que guardábamos, y con la cual logramos sobrevivir casi dos años, así que procedí a tirar muchas cosas. Además, nuestros nuevos lugares, tienen menos espacio, así que ya no podemos guardar tanta chunche.

Recuerdo que ya nos íbamos a mudar antes de la Cuarentena, y todos estábamos renuentes a hacerlo, porque era un edificio más viejo y feo. Pero ahora que regresamos, nadie se fijó en eso. Creo que, tras tanto tiempo de ausencia, ya no nos importó a dónde regresáramos.

Ya más o menos instalado, empecé con una seguidilla de tres horas de juntas ¡y me cansé! A diferencia del Home Office, en donde puedes escuchar la reunión mientras haces otras cosas en casa, en la oficina debes estar con los audífonos y en tu lugar todo el tiempo, primero porque hay ruido alrededor, además por decencia de no provocar más ruido y tercero porque no tienes otra cosa que hacer mientras. Obviamente puedes avanzar en otros temas, pero el hecho de tener los audífonos y estar sentando todo el tiempo es lo que te consume energía.

Otra cosa que nos cansó fue el cubrebocas, y no sólo a mí, notaba como mis compañeros se lo bajaban a ratos por lo cansado que resultaba, además de que no estábamos acostumbrados a usarlo tanto tiempo de manera continua. Yo de plano me lo quitaba por momentos, porque ya no aguantaba, y la gente me veía y no decía nada porque me comprendían por tanta molestia

Hacia el comedor

Llegó la hora de la comida y, como en el comedor estaba todo separado como establos, fuimos por la charola y comimos en nuestro lugar. Eso es algo que estarán cuidado por el COVID, pero le está dando en la madre al planeta: el desperdicio de desechables (donde sirven la comida), botellas (porque así te dan el agua) y de cubrebocas (porque a fuerza debemos usar los desechables que nos da la empresa). Así que la contaminación está cañona.

En fin, también al darla en charolita, la comida estuvo bastante escasa, lo cual puede ser bueno, porque comía más en casa, pero también es malo porque vamos a acabar tragando otras porquerías para llenarnos.

Durante el camino, mis compañeros se quejaban que los casos estaban aumentando y que querían que nos regresaran a casa, pero no le vía el caso: si ya nos habían regresado, ¿qué caso tenía regresar atrás? Es mejor aceptarlo y seguir adelante. Es como las clases presenciales en las escuelas, mismas que pospusieron su regreso una semana y empezaron en línea, ¿Para qué? Ni que el virus fuera a desaparecer en una semana. Pero en fin, ése es el efecto del miedo profundo con que la gente ha sido programada durante estos casi dos años.

Algo que me gustó del camino al comedor es que vi a unas chicas de finanzas que me gustan y me di un buen taco de ojo. Ésa va a ser una ventaja de regresar presencialmente: me voy a volver a acostumbrar a la presencia femenina y ya no voy a estar tan pinche calenturiento como en los meses de Home Office.

El antiguo lugar

También fuimos a entregar nuestras extensiones, puesto que ya eran inservibles, ya que todos tenemos aplicaciones en la laptop para comunicarnos, lo que se tradujo en que ya no iba a haber teléfonos fijos en la empresa.

Pasé por nuestros exlugares y me encontré con Laura, a la cual hasta los ojos se le iluminaron y me secuestró casi una hora y se puso a platicar como loca. Pero sé que lo hace porque me quiere y, por fortuna, la tarde estaba tranquila, así que la escuché con gusto.

De hecho, al vernos, de inmediato me abrazó sin pensarlo, porque es algo que la gente en México no va a evitar: el contacto físico, porque a final de cuentas somos muy gregarios y cálidos (hasta yo), así que va a valer madres esa restricción de no tocarse.

Y, aunque extraño mi antiguo escritorio (que ya no existe por cierto), nosotros tenemos una ventaja: todavía tenemos sitios fijos, mientras que en muchas áreas de la empresa, con el nuevo esquema de trabajo, ya no van a tener lugares asignados y tendrán que aperrarse el que encuentren, algo que no me haría feliz con lo territorial y neurótico que soy.

Cerrando el día

Normalmente la primera semana del año es muy tranquila pero, tras tanto tiempo en Home Office, salí muy cansado. Supongo que por tanta interacción, porque ya tenía rato que no convivía con tanta gente y de manera tan constante (que no fuera en alguna actividad de aventura, aclaro).

Todavía, al llegar a casa, Irene me regaló un pedazo de rosca y me preguntó cómo me fue en mi primer día presencial, y de pronto me sentí como cuando mi mamá me preguntaba cómo me fue en la escuela, pero se lo tomé a bien y me conmovió que se preocupara por mí.

Tal vez no pasó gran cosa pero sé que, para todos los que vayamos regresando de manera regular a nuestras actividades, el primer día va a ser uno muy especial, uno que no olvidaremos. Y es que, después de tanta ausencia, en verdad nos extrañábamos.

(Nota del futuro: el gusto nos duró semana y media, porque los casos positivos en la empresa se empezaron a disparar y nos mandaron, el resto de Enero y Febrero, a seguir trabajando en nuestras casas, para volver a la empresa hasta Marzo)

4 de Enero del 2022

Posturas Extremas ante el COVID

Hace unos años, si alguien me hubiera dicho que iba a dedicar una veintena de escritos a una pinche gripe, me hubiera reído escandalosamente. Sin embargo, tras tanto tiempo viviendo con este tema, ya no me río, en realidad me da pena la humanidad por el exagerado trato de esta situación.

Gente con miedo

He expresado, en diversas oportunidades, mi postura ante la reacción desmedida de buena parte de la humanidad ante el "terrible" COVID-19 y también he dado mis argumentos para sustentar mis creencias.

Tristemente, dentro de esas personas dogmatizadas, están algunas de mis amistades más queridas y respetadas, las cuales están asustadas o incluso aterrorizadas por dicho virus, lo cual me llama la atención porque son personas inteligentes, pero también entiendo que el miedo de perder a algún familiar puede cegar tu sentido común.

Tal vez, si estuviera casado, con hijos o viviendo con mis padres, es factible que me hubiera dejado convencer por la tremenda y obscena manipulación mediática y hubiera estado igual de aterrado que ellos. Por fortuna mi madre y hermanos, comparten mi postura, y eso que Doña Marina ya cumplió 70, y está muy tranquila.

"Es que se puede morir de COVID y entonces vas a lamentar tu postura", sí y también puede morir de cualquier otra enfermedad respiratoria a su edad, y claro que me va a doler, pero no la voy a meter en una burbuja para protegerla y, aunque pudiera, ella misma me lo impediría, porque eso no es vivir.

Pensando diferente a la mayoría

Pero ése no es el único punto de este escrito. Resulta que a lo largo de estos dos años de tan letal "Pandemia", de vez en cuando he encontrado seres pensantes, y no porque tengan que aceptar mis ideas, pero sí se ponen a analizar y nos ponemos a dialogar.

Es padre platicar con alguien que piensa por sí mismo, y que no sólo toma lo que le dice una pantalla como indiscutible o incuestionable, como una verdad única. Y conste que no todos me dan la razón, algunos dicen "Puede ser que tengas razón, pero aun así prefiero vacunarme en lo que averiguo más al respecto". Pero esto no lo hacen desde el pánico de algunas pobres almas, sino más como una decisión propia, aun entendiendo el tema de la manipulación.

También he encontrado algunas personas que comulgan con mi manera de ver la situación, entendiendo que es una gripe fuerte y que el mundo ha reaccionado de manera exagerada y que, el miedo resultante de la psicosis, ha matado muchas más personas que el virus mismo, esto por la depresión, estrés, ansiedad, pánico, el encierro y demás factores que han bajado sus defensas y hacen que el virus entre como cuchillo en mantequilla.

Cuando encuentro alguien así es muy refrescante, como el improbable encuentro con un paisano en un país exótico. Así que te da mucho gusto poder hablar de todas esas cosas sobre la estupidez que notas alrededor y confirmar que no estás (tan) loco.

Sin embargo, algunos de esos contactos empezaron a sentirse en confianza y a sincerarse cada vez más, mostrando facetas que me hacían decirme "¿Qué pedo con esta persona?", llegando a extremos que me hicieron ver que no eran tan superiores, como se creían, de la gran mayoría que se dejó embaucar por la susodicha pandemia.

Así que me siento obligado a sacar este escrito, en donde ya no sólo le tiro a la gente borrega, que se dejó embaucar por el terror artificial provocado por el COVID, sino también a muchos de sus detractores que lo hacen con fundamentos equivocados o sin ellos.

No soy antivacunas

La primera pregunta sería ¿Soy antivacunas? Y la respuesta contundente es "¡No lo soy!", pero tampoco estoy a favor de la vacuna contra el COVID, Influenza o cualquier gripe pendeja.

Explico mi postura. Me parece que, desde el nacimiento hasta la pubertad, es necesario ponerles a los niños las vacunas que en verdad son necesarias (polio, viruela, varicela, sarampión, etc.)

mismas que son útiles para erradicar enfermedades que sí pueden tener consecuencias para su desarrollo.

Ya llegando a una edad adulta, creo que cada individuo es responsable e independiente, así que debe tener la libertad de decidir si se vacuna o no. Y ahí es donde yo he optado por ejercer mi libertad y ya no ponerme el famoso refuerzo del COVID.

De hecho me vi obligado, para entrar a Estados Unidos, a ponerme la famosa "vacuna" (Que al final no lo es, porque te puedes enfermar de todas formas) contra el COVID pero no fue algo que me hiciera feliz, porque eso fue en contra de mi voluntad, y fue presionado por factores externos. Lo cual me lleva al siguiente punto.

Coartando libertades

Y es que esta psicosis creada por tan "terrible" gripe ha llegado a grados que, literalmente, atentan contra nuestra dignidad y libertad, ya que muchos gobiernos han puesto restricciones estrictas a visitantes y sus propios ciudadanos para hacerles le vida imposible si no se someten a la supuesta vacuna y medidas precautorias.

Hay gobiernos que han puesto medidas tan restrictivas que es una afrenta a los derechos humanos de sus ciudadanos, al obligarlos a vacunarse, o restringir los sitios que pueden visitar o actividades que pueden hacer si no están "vacunados", y todo por una gripe fuerte.

Por eso la gente se ha estado manifestando en esos sitios, porque lo que hacen va en contra de sus derechos humanos. Sale, si quieres haz obligatorio el cubrebocas en todos los sitios cerrados, pero no los obligues a meterse una sustancia en su cuerpo de manera obligatoria. ¿Qué sigue después? ¿Van a tener que seguir alguna religión en específico? ¿Apoyar a huevo a un equipo de fútbol que odian? ¿Adoptar preferencias sexuales que no les acomodan? Tal vez suenen a ejemplos ridículos, pero así es esa medida.

Y es que están coartando la libertad de las personas, sobre si quieren o no "vacunarse", y habrá quien diga "Es que son un riesgo para mi salud", bueno si usted usa cubrebocas, se baña en gel antibacterial, mantiene su distancia y se "vacunó", pues creo que está a salvo, ¿por qué demonios esta gente se debe vacunar si no quiere?

Voy a poner un ejemplo también reciente. Resulta que en Nueva Zelanda se ha puesto una ley en que todos los nacidos a partir del 2009 NUNCA van a poder adquirir cigarros. Y estoy de acuerdo que los menores de edad no deban fumar ni se les venda cigarrillos pero, cuando uno alcanza la mayoría de edad, se debería ser libre de fumarse dos cajetillas diarias si es su gusto, y también va a tener que afrontar las consecuencias.

Y conste que no fumo, y me parece una pendejada el fumar, porque te cuesta mucho dinero y te va envenenando el cuerpo, pero de eso a que se les prohíba a mayores de edad tomar el vicio que les plazca, ya es otra cosa. Así quieran idiotizarse con alcohol, drogas, pornografía, juego, tabaco, religión o lo que gusten, es un derecho de cada individuo: el destruir su vida si es lo que quiere.

Así de estúpidos son los gobiernos que obligan a sus ciudadanos a vacunarse, no importa que, en teoría, lo hagan "por su bien", porque obligarlos a algo que no quieren es tiranía. Obviamente hay leyes de convivencia que se deben de respetar (no asesinar, no robar, no violar, etc.), pero mientras lo que haga cada individuo no afecte directamente al prójimo, entonces es libre de hacer con su vida un papalote.

"Es que si no se vacunan, atentan contra mi vida", a ver, aunque se "vacunen", de todas formas se pueden enfermar y trasmitir este letal virus que ha matado al 0.0068% de la población mundial, o sea a 7 de cada 10000 personas en el mundo ¡Cuanta letalidad!

Cacería de brujas

Aunque a la humanidad nos gusta fantasear que somos más civilizados que hace siglos, la verdad es que somos los mismos pero con diferentes motivos. La cacería de brujas en Salem, en el siglo XVII, es un ejemplo de ignorancia y fanatismo, y mucha gente de la actualidad así las tacha, pero ves las reacciones actuales y no hay mucha diferencia.

Por ejemplo, recientemente murió Meat Loaf, la cual le hice un homenaje por lo que me significó su música en la adolescencia. Sin embargo, cuando quise platicarlo con un par de personas, su primer comentario fue "Es que era antivacunas, era obvio que se fuera a morir". Lo mismo pasó con otra muerte reciente, cuando falleció Diego Verdaguer (éste sí me valió verga su muerte), me llamó la atención las notas que le daban más atención a que si estaba vacunado o no contra el COVID, que su propio deceso.

De pronto estar vacunado te da una especie de superioridad moral, y los que no lo están son una especie de parias, y los tachan de pendejos e ignorantes, como si los que se vacunaran fueran una raza superior.

Esa creencia la vi muy de cerca con dos mujeres que quiero mucho. Por ejemplo, al ir con mi dentista (y amiga), me comentaba que su "regalo" por cumplir 50 años, era que le tocó vacunarse antes por el COVID, y lo decía con auténtica felicidad, mientras que yo sólo pensaba "Qué pinche regalo más culero por cumplir medio siglo" pero bueno, entendía que su felicidad venía por el hecho de esperanza que le daba.

Otro ejemplo, mi mejor amiga, cuando se enteró de que venía el refuerzo a nuestra zona, me estuvo agobiando para que me lo fuera a poner, incluso mandándome ubicaciones, horas y demás. Por "fortuna" el trabajo se puso pesado, y no tuve que inventar ningún pretexto para decirle que no fui a ponerme la inyección, pero por su insistencia pareciera que era una cuestión de vida o muerte que, sin duda, para ella así lo era, pero no para mí.

Sin embargo, tengo claro que ya no voy a caer presa de la presión social para ponerme el famoso refuerzo, voy a romper ese círculo vicioso, porque no voy a hacerme dependiente (ni genética ni sentimentalmente) a una pseudovacuna.

Pero ahora vamos a la otra parte del espectro con este tema de las vacunas.

¿Uno de cuántos?

Uno de mis contactos conspiracionistas, me envió un vídeo en donde se afirma que están naciendo niños con deformaciones de padres vacunados contra el COVID, y te muestran imágenes horrendas de los chamacos.

Por fortuna no tengo una mente tan débil y manipulable (sí lo es, pero no tanto como el estándar) para tragarme completita dicha historia. A ver, punto número uno, desde siempre han nacido niños con deformaciones, y no dudo que les nazcan a parejas tanto vacunadas como no vacunadas, sólo que si nace en una de ellas, vas a tomar el caso (o los casos) para soportar tus creencias.

Es como cuando decían que había gente sana, fuerte y joven que se moría de COVID. Pero aquí la pregunta importante es "¿Un caso de cuántos?", porque siempre van a haber excepciones a la regla. Es como cuando me dio Herpes Zóster, fue un caso raro, lo cual no quiere decir que a todos los treintones (todavía tenía 39) nos diera.

Así que siempre hay que cuestionar las informaciones que nos dan, porque no todos los niños de parejas vacunadas están naciendo deformes, ni todos los jóvenes fuertes y sanos se están muriendo por Covid o les está dando Herpes Zóster. Pero siempre es más fácil manipular a mentes débiles y dispuestas a creer cualquier cosa que fortalezca sus creencias o dogmas.

Checa tus fuentes

Y venga, como ya mencioné en otro escrito, los medios de comunicación van a hacer lo que esté en sus manos para generar más interacciones, aunque su papel debería ser informar, pero eso pasa a nivel secundario, porque son capaces de desinformar con tal de obtener más rating, atención, suscripciones, ingresos y demás poder.

Por ejemplo, mis contactos conspiracionistas, en ocasiones me envían videos de fuentes bastante dudosas ("es que son clandestinos para que digan la verdad" me dicen) o, cuando son oficiales, son de medios sensacionalistas como Fox News que, tal vez no sea muy conocido en México, pero es una de las cadenas con menos credibilidad en Estados Unidos (y eso ya es decir) así que, si tu fuente de información es una cadena tan despreciable, pues no puedo tener mucho respeto por ti.

Pero no sólo son los conspiracionistas, hay otros que son de tendencias New Age, en donde me mandan videos que esta enfermedad es una prueba de la madre tierra, para que nos demos cuenta que la estamos cagando y que necesitamos cambiar para revertir esto, así que deberíamos meditar más, ser menos violentos, no comer carne y demás medidas que, aunque estoy de acuerdo que nos harían bien como planeta, no creo que estén propiamente ligadas con el COVID.

Ni tanto que queme al santo ni tanto que no lo alumbre

Así que estas posturas tan extremas (desde los que se mueren de miedo por una gripe, hasta los que sienten que es una conspiración para acabar con nosotros), me dejan en claro que el sentido común es algo en peligro de extinción, y esto es lo que se ha ocasionado por la excesiva cobertura de una pinche gripe fuerte.

Pero esto parece una guerra entre bandos: entre los que piensan que van a morir por una gripa (que es posible pero poco probable), los que piensan que nos están matando los círculos del poder (que es factible, pero creo que tienen otros medios más eficientes) o los que tienen visiones New Age para llevarnos al siguiente nivel espiritual (que mejor me reservo mi opinión)

¿De qué lado estoy? De ninguno que sea tan extremo y pendejo, así que busco estar del lado de la razón y el sentido común. Por ejemplo, soy agnóstico, lo cual quiere decir que no creo en Dios como un religioso, pero admito que existe algo más allá de nuestra compresión. Eso me separa tanta de la gente religiosa como de los ateos aunque, para registros poblacionales, yo mismo califico como uno de los segundos.

Pero hay una gran diferencia entre mi caso y los ateos férreos: la razón. Ellos niegan TODO, y no cabe en su mente la posibilidad de que haya una explicación más allá de nuestra compresión. Y esa postura es igual de pendeja que la gente que cree que fuimos hechos a la imagen y semejanza del supuesto creador del universo, descalificando todos los descubrimientos científicos que desmienten sus creencias.

Igual y estoy pendejo con mis ideas (que es lo más seguro), pero creo estar menos pendejo que las personas que se van a extremo de encerrarse presa del terror de una gripe, o del otro lado en donde ven moros con trinchetes y piensan que es una conspiración para acabar con la raza humana.

Al final, sin importar la etiqueta que se pongan, desprecio a los fanáticos fundamentalistas, y aprecio a la gente que piensa. No necesariamente deben pensar igual que yo, simplemente me conformo con que piensen, ya eso es un gran tesoro en este mundo tan ignorante y manipulable.

23 de Febrero del 2022

Adiós Covid 19

Después de más de una veintena de escritos espero, de todo corazón, que éste sea el último sobre este tema tan ridículo que nos ha fastidiado la vida un par de años.

Dejando el Home Office

Aunque regresamos a la oficina la primera semana y media del año, por la psicosis de la variante Omicrón, nos mandaron el resto de enero y febrero a nuestras casas, pero ya a partir de esta semana retomamos un modelo hibrido (tres días presenciales y dos de Home Office).

La verdad es que NADIE quería regresar, porque ya estábamos muy adaptados a trabajar desde casa pero, como ya mencioné, por una ley que obliga a la empresa a darnos ayuda económica si pasamos más del 40% en Home Office, es que tuvimos regresar de manera presencial. Probablemente, sin dicha legislación, ya nos hubiéramos quedado en casa con mucho gusto.

Y bueno, TODO el mundo se quejaba y, aunque tampoco estaba del todo feliz, pues prefería no derramar bilis a lo pendejo, por tres causas: la primera es porque quejarse no resuelve nada, nadie nos preguntó cuándo nos mandaron a casa, y tampoco nos iban a preguntar si queríamos regresar; y eso pasa cuando eres empleado de una empresa, ya que ellos hacen lo que quieren y, si no te parece, pues renuncia, porque no vas a hacerlos cambiar de opinión.

La segunda razón por la que no me quejé es que preferí ver lo que ganamos en lugar de lo que "perdimos" y entrecomillo esta última palabra porque, en realidad, nadie nos dijo que ese cambio era permanente, así que tampoco hay que sentirse robados por algo que nunca fue nuestro.

La tercera razón es lo que sí ganamos: dos días de Home Office, mismos que antes de la supuesta Pandemia, no teníamos. Así que prefiero estar agradecido por dos días que puedo mantenerme en casa, en lugar de lamentarme por los otros tres que, en teoría, "perdimos". Porque la empresa perfectamente pudo haber dicho "regresen a trabajar los cinco días, ¡y se acabó!". A pesar de todo eso, el ambiente era un poco de frustración, a pesar de la alegría de volvernos a ver. Supongo que sólo será cuestión de volver a retomar el ritmo.

Aprendizajes

También aprendí a no darle tanta importancia a temas irrelevantes, como cuando nos cambiaron a estas nuevas oficinas, en lugar de quedarnos en el edificio en que estábamos antes. Ahora hasta me siento agradecido de ver a menos gente y no se acaba el mundo por un cambio físico de lugar. Creo que en realidad me di cuenta que no era un edificio en el que no quería estar, sino que ya era feliz en mi casa, así que me daba igual a donde regresaba. Tal vez sería más feliz si fuese millonario y no tuviera que volver a trabajar.

Ahí entra un comentario que me dijo Les que, tras dos años encerrados, los hábitos de la gente también han cambiado, esto por la costumbre de estar en casa y no en la empresa. Así que las madres se hicieron más apegadas a la familia y a sus hijos. Y es que como dice mi amiga, que es una mujer profesionista chingona: "Tal vez suene poco anticuado, pero era feliz pasando tiempo con mi hijo en casa, y ya no era tan feliz de venir a la oficina"

Así que una ventaja que trajo el COVID fue apreciar los vínculos familiares y el tiempo fuera de la empresa. Aunque, siendo honestos, ya había aprendido a valorar mi tiempo lejos del trabajo desde hace más de una década.

Más cambios

Lo que sí noté es que ya estaba muy acostumbrado al silencio de mi hogar, por lo que ya no soy tan tolerante al escándalo de la oficina. Así que escuchar al único animal que pone la música a todo volumen, fue muy molesto, de igual manera con la gente que no usa audífonos para sus juntas o hablan muy fuerte. Eso sí ha cambiado en nuestra oficina: ahora somos menos ruidosos, porque las juntas son a distancia. Por lo que extrañé mucho mi casa: sin gente ni escándalo.

Y supongo que ese desgaste me pasó factura, porque tras mi primer día presencial, me sentía extremadamente cansado, tal vez por toda la energía, el estrés, la convivencia y todo lo que implica cambiar tu rutina y readaptarte a otro ritmo diario. Pero no sólo fue el primer día, de hecho, era miércoles y ya sentía que había sido demasiada larga la semana. Tal vez sea el cansancio, pero sentí que era más improductivo en la empresa que en casa, probablemente por el exceso de contacto y socialización.

Scar me decía "pues la verdad es que sí los extrañaba", pero en mi caso, tampoco me era tan vital. Y es que mantengo contacto con ellos por WhatsApp y con memes, y con esa interacción soy feliz. Lo que sí, al no convivir con tantas mujeres, me ha afectado y ahora se me antojan muchas más que antes. Ésa sí es una ventaja de tener mascarilla: que al verlas puedo hacer muecas cochinas mientras se me antojan, y no se me ven.

Algo que podría ser una ventaja, es que mi ejercicio matutino lo hago con más intensidad, porque me debo apurar para llegar a tiempo. Y, aunque no es tan sano, las primeras veces, sentir ese estrés matinal fue algo diferente. Obviamente a los pocos días iba a mentar madres.

Hasta la próxima

Otro aspecto que me da gusto es que, al entrar a la empresa veo que ya son pocos los que se echan gel antibacterial, casi nadie usa los tapetes, nadie se queda en el comedor (con todas sus divisiones) y prefieren comer en su oficina para platicar a gusto, además de que ahora vi mucho contacto e incluso muchos se bajan el cubrebocas para respirar mejor. Mientras no nos vean los del comité de salud de la empresa, todo esto lo seguiremos haciendo con alivio.

Y eso me da gusto porque sé que ya pronto nos van a quitar la restricción de las mascarillas, espero que en menos de dos meses. Por ejemplo, en Estados Unidos y en Europa, ya está quitando dicha restricción, así que no debemos de tardar en seguir ese ejemplo (y ojalá sea pronto porque no me gusta estar con cubrebocas).

Además, estuve leyendo que ya no hay evidencia de alguna mutación fuerte del virus, así que el COVID19 ya sólo será tratado como una gripe estacional, como la Influenza, con sus refuerzos anuales mismos que, obviamente, no me pondré.

Lo malo es que el daño ya está hecho, porque esta "Pandemia" sólo consolidó la debilidad física y mental de la humanidad actual, además que dejó un precedente muy fuerte, así que sólo es cuestión de tiempo para ver una reacción igual de exagerada, y maricona, cuando la siguiente gripe fuerte se presente, que eventualmente se va a presentar.

Por lo mientras quiero que ya todo se normalice para que pueda volver a viajar de manera normal y, de paso, ya no volver a escribir de estos temas pendejos.

9 de Marzo del 2022

Comentarios de cierre

Debo de admitir algo en que fui injusto en estos escritos, por lo menos algo en que me di cuenta que lo fui: la humanidad ha estado pendeja siempre.

Lo ha estado con las manipulaciones de cada religión, con creencias políticas, con supersticiones, con dictaduras, con aficiones deportivas, con creencias sociales, con creencias médicas y pseudocientíficas.

Porque ahora podemos ver al pasado y señalar las atrocidades cometidas en las cruzadas y tacharlos de salvajes, de ver las cacerías de brujas y tacharlos de intolerantes, de ver la santa inquisición y señalarlos de fanáticos, de ver a los Hooligans y decir que son animales por un juego, de ver a los millones que apoyaron al régimen Nazi y tacharlos de ciegos e ignorantes, podemos ver cuando le gente pensaba que la tierra era plana y decir que eran estúpidos por no ver algo tan obvio.

Es más, hubo un ejemplo relacionado con el COVID que recién me enteré. Por ejemplo, cuando surgió el virus y China anuncia el cierre de sus fronteras, Australia estaba consciente que importaba casi la totalidad de su papel sanitario de su socio asiático. Entonces el gobierno australiano informa a sus ciudadanos que compraran todo lo que pudieran porque se venía un desabasto. Hasta ahí todo bien.

El problema es que, con la redes sociales, la gente en otras partes del mundo (incluido México), vieron que los australianos estaba comprando montones de paquetes y, en vez de analizar el contexto, sólo dijeron "Ellos están comprando papel, pues será por algo" y, sin cuestionar en absoluto, sólo se dejaron llevar, sin importar que el problema de desabasto de papel no nos pegaba en absoluto. Así de pendeja está la mayoría de la gente.

El caso es que hay innumerables ejemplos a lo largo de la historia humana para evidenciar la estupidez humana, por lo que no acabaríamos. Pero todos esos casos, y más, tienen algo en común: la gente creía que estaba haciendo lo correcto, y el hecho de que la sociedad a su alrededor estuviera haciendo lo mismo, les reforzaba la certeza de que estaban tomando la mejor decisión para resolver sus problemas.

Por ejemplo, cuando la plaga de la peste negra (o peste bubónica) arrasó con más de la mitad de la población en Europa, una de las causas que contribuyó a su expansión, fue que la gente, en su profunda dogmatización, mataban a los gatos por considerarlos animales afines a la brujas, lo cual permitió que las ratas proliferarán y la enfermedad se expandiera de forma más explosiva.

Obviamente la gente en esa época no entendía que sus actos estaban siendo contraproducentes y se estaban perjudicando de maneras que no comprendían. Pero ellos creían que hacían lo correcto, aunque estaba haciendo lo contrario.

Igual cuando los conquistadores destruyeron toda la civilización de esos "salvajes" cuando llegaron a nuestro continente. Ahora vemos con admiración todos los avances de Aztecas, Olmecas, Mayas o Incas, pero para los españoles eran unos animales con creencias paganas que debían ser destruidos.

O como cuando los anglosajones consideraban a lo negros como seres inferiores, porque ellos eran el pueblo elegido de Dios y los otros eran meros animales. O como prácticas médicas como las sangrías, lobotomías u operar sin higiene ni cuidado por el paciente. Prácticas que ahora vemos y nos horrorizamos y consideramos como salvajes.

No digo que en unos cincuenta años se va a ver esta época y decir "¿Acaso estaban pendejos para asustarse por una gripa?" porque, viendo las tendencias de manipulación de la historia, creo que eso no va pasar.

De hecho, estoy muy consciente que este libro va a ser juzgado como el de alguien estúpido, ignorante y hasta fanático que no tuvo la suficiente "inteligencia" para reconocer a una enfermedad tan "letal" que puso en peligro la existencia misma de la humanidad. Porque sí, esa fue la retórica que vendían en el tono de sus notas, que sé que suena estúpido, pero es lo que la gente creía.

Como ya mencioné al inicio de este libro, no espero que la mayoría de la humanidad esté de acuerdo conmigo, es más, ni siquiera la mayoría de la gente que alcance a leer el mismo (si es que alguien más lo alcanza a leer).

También acepto la posibilidad de que esté equivocado, que esté igual de pendejo que la gente que señalo en el escrito. Pero, por lo menos, son pendejadas que razoné, que analicé y concluí, no sólo acepté lo que alguien más me dijo sin cuestionar. Así que siento que mi opinión es más auténtica porque yo mismo la alcancé, nadie más me la inculcó.

En realidad, este libro lo recopilé con la idea de que la poca gente que entienda mi lógica, vea   que no estuvo sola mientras veía como la mayoría a su alrededor hacia una tormenta en un vaso con agua y, lo peor, es que no sólo se conformaba con joder su propia existencia, sino de todos a su alrededor, coartándoles su libertad, y obligándolos a adoptar medidas con las que no estaban de acuerdo con tal de no ser señalados, excluidos o hasta perjudicados por atreverse a tener una opinión e ideas propias.

Hebert Gutiérrez Morales.